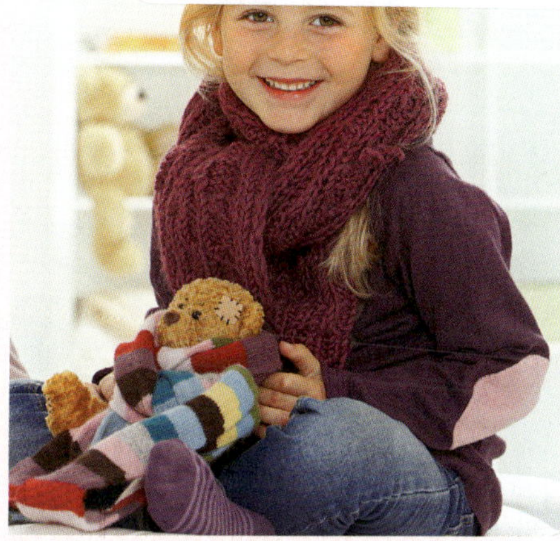



## SERVICE

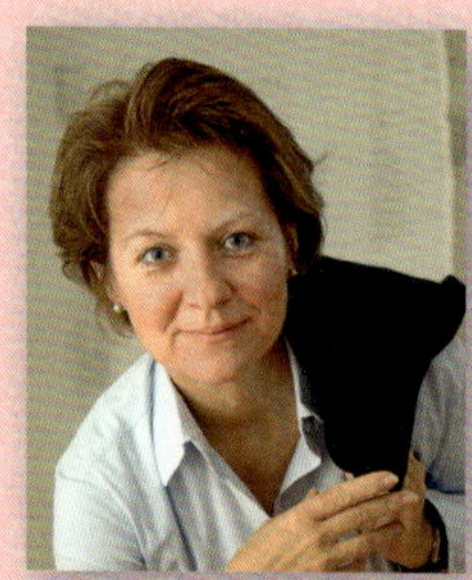 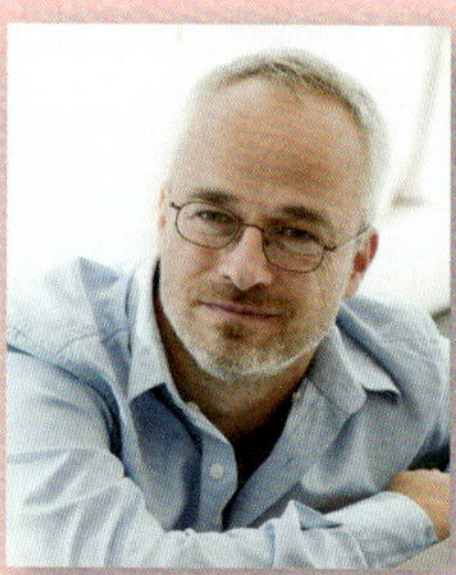

KATRIN REICHELT · SVEN SOMMER

---

»Die Mittel helfen dem Kind,
seine Persönlichkeit
in kraftvoller, gesunder Form
zum Ausdruck zu bringen.«

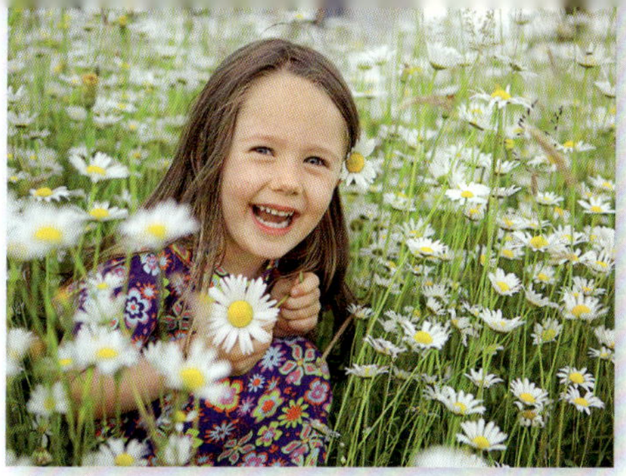

# EIN WORT ZUVOR

Kinder sind die Zukunft dieser Erde. Ihre Zartheit und Verletzlichkeit in Kombination mit Zähigkeit und biegsamer Stärke berühren vom Augenblick ihrer Geburt an unser Herz. Mit ihnen beginnt das Leben – immer wieder neu. Mit allem, was wir für unsere Kinder entscheiden oder auch nicht entscheiden, stellen wir Weichen. Um ihre Unversehrtheit zu bewahren, kennen wir keine bessere Methode als die Homöopathie.

In den meisten Fällen kommen Kinder heil und gesund auf die Welt. Der brennende Wunsch aller Eltern ist, dass es so bleibt. Sie wollen, dass ihre Kinder gut essen, nachts durchschlafen, mühelos Zähnchen bekommen und auch sonst keine Schmerzen leiden. Später sollen sie gut lernen, anständige Noten nach Hause bringen, viele Freunde haben und möglichst wenig nerven. Aber nicht immer funktioniert das so. Krisen werden kommen – sie sind notwendige »Trainingseinheiten« für die seelische und körperliche Stabilität eines Kindes. Sie als Eltern sind die Krisenmanager. Mithilfe einer bewussten Entscheidung für sanfte Medizin – wie die Homöopathie – helfen Sie Ihrem Kind, gesund zu bleiben und aus Krisen gestärkt hervorzugehen.

Wir haben für Sie »die magische 11 der Homöopathie für Kinder« zusammengestellt. Die Arzneien aus dem Schatz der Natur sind den Schwachstellen zugeordnet, mit denen Kinder in ihren verschiedenen Lebensphasen am häufigsten zu kämpfen haben. Unser Ratgeber beschreibt zu jeder Beschwerde das Hauptmittel plus jeweils drei flankierende Helfermittel. Mit diesem denkbar einfachen System finden Sie schnell zur passenden Arznei. Die magische 11 weist Ihnen den Weg in die praktische, ganzheitliche und spannende Welt der Homöopathie für Kinder.

Katrin Reichelt

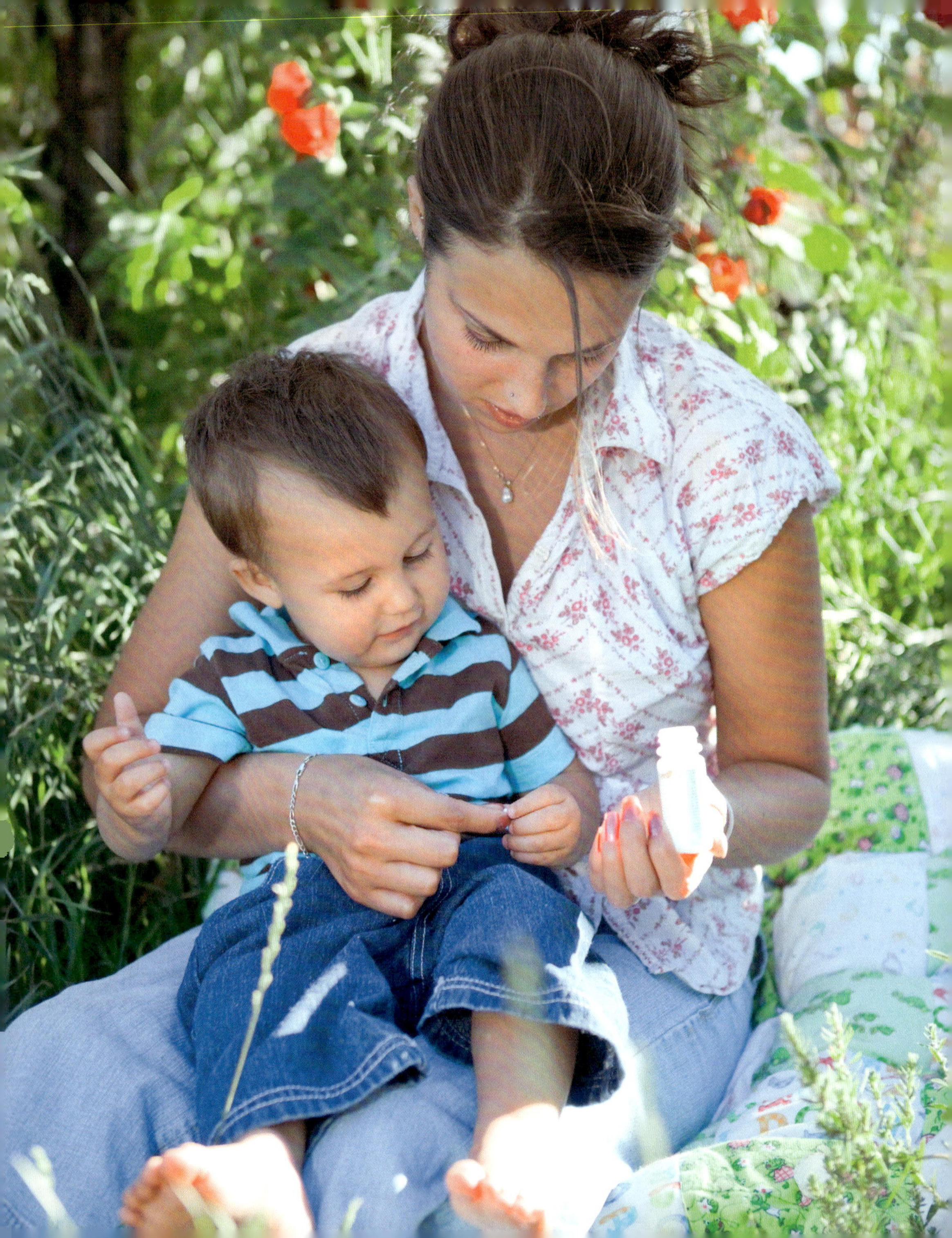

# HOMÖOPATHIE: VIEL MEHR ALS EINE HEILMETHODE

EINE LIEBEVOLLE UND GEWALTFREIE MEDIZIN IST FÜR EIN KIND EBENSO WICHTIG WIE EINE LIEBEVOLLE UND GEWALTFREIE ERZIEHUNG, DAMIT ES SICH OPTIMAL ENTWICKELN KANN.

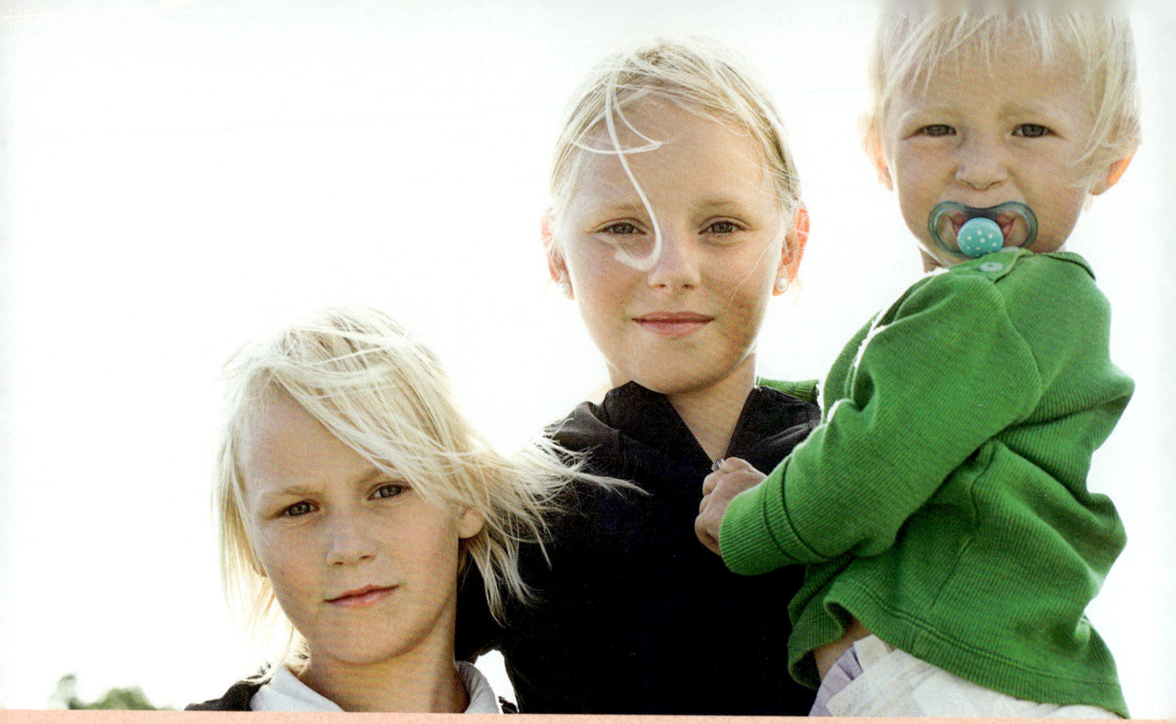

# INVESTIEREN SIE IN DIE ZUKUNFT IHRER KINDER

Homöopathie ist eine Gesundheitsbank. In ihr lagert ein gigantischer Schatz an Wissen um die Zusammenhänge zwischen Körper, Geist und Seele, um die Beziehung zwischen Mensch und Natur. Gut 200 Jahre Erfahrungsmedizin sind hier bewahrt, gesammelt und immer wieder ergänzt von Millionen Ärzten und Therapeuten sowie erlebt von Müttern und Vätern in Situationen, in denen Kinder krank wurden und durch die kleinen Globuli oder auch Tropfen und Tabletten Hilfe erfuhren.

Für Kinder bietet diese Bank faszinierende Möglichkeiten und einen ganz besonderen Schutz: Durch Homöopathie, so wie Dr. Samuel Hahnemann ▸ **Seite 30** sie zu Beginn des 19. Jahrhunderts entwickelte, erfahren sie die Wirkung sanfter Medizin, ohne durch Nebenwirkungen geschädigt zu werden. Das Konto ihrer Lebenskraft wird

durch die ganzheitliche Heilmethode nicht angezapft, sondern vielmehr angefüllt.
Je jünger ein Kind ist, umso besser funktionieren seine inneren Ordnungskräfte. Seine Biochemie ist bei der Geburt großenteils intakt – umso mehr, wenn die Schwangerschaft für Mutter und Baby weitgehend stressfrei verlief. Bei den Kleinen braucht es so meist nur einen sanften Anstoß, und die körpereigene Regulation wird aktiviert.
Das ist ein unschätzbares Kapital. Es wirkt sich nicht nur unmittelbar aus, bei der Gabe einer homöopathischen Arznei, sondern auch mittelbar. Mit jeder Genesung aufgrund seines aktivierten und dennoch ungestört gelassenen körpereigenen Abwehrsystems wird ein Kind stabiler. Symptome werden nicht unterdrückt, sondern vom Immunsystem als strategische Information intelligent genutzt. Bei der nächsten Infektion stehen die Helfer schon bereit, die sich bei der vorherigen formiert haben. So baut das Kind mit den Jahren Stück für Stück ein gesundheitliches »Gerüst« auf, das vollkommen zu seinem Wesen und seinen individuellen Lebensumständen passt und es stark macht für seine Zukunft.

## Ein gänzlich anderes Konzept

Vorauszuschauen heißt auch zurückzuschauen. Nur wenige Methoden haben sich in der Medizin so langfristig bewährt wie die Homöopathie. Während Wissenschaftler erst allmählich und durch neueste (Nano-) Technologien den Funktionsmechanismen der Homöopathie auf die Spur kommen, vertrauen diejenigen, die es betrifft – nämlich Patienten – auf gute Erfahrungen. Homöopathie ist nicht die Antwort auf alle Fragen, aber auf sehr viele, was ganzheitliche Gesundheit betrifft.
Der Grundstock der magischen 11 für Kinder, den Sie ▸ **ab Seite 45** finden, ist ein sanfter und zuverlässiger Begleiter, um den gesundheitlichen Herausforderungen, die ein Kind durchlebt, zu begegnen und Körper und Seele zu stärken. Diese magische 11 mit ihren jeweils drei Helfern ist so einfach strukturiert, dass sie jeder verstehen kann. Wir haben diese Form ganz bewusst gewählt. Denn mit ihrer Hilfe kann man schon unendlich viel erreichen. Jede einzelne der

**INFO**

**SANFTE HEILWIRKUNG**

Homöopathie eignet sich deshalb so hervorragend für Kinder, weil sie mit sanften, dynamisierenden Impulsen arbeitet. Vorausgesetzt, das Mittel passt genau zum Symptom (Näheres ▸ **ab Seite 39**), regt es Körper und Seele bei jeder Gelegenheit an, ihre Fähigkeiten zur Selbstheilung optimal einzusetzen.

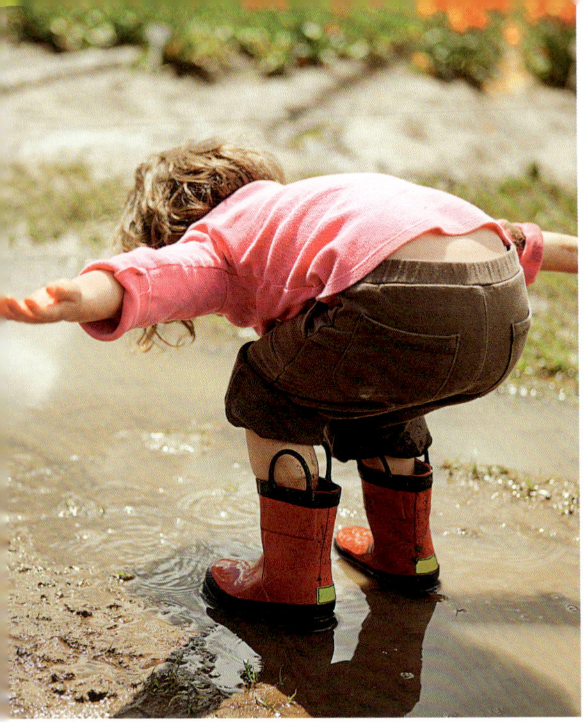

In eine Pfütze zu springen und sich dabei schmutzig zu machen, gehört zum Kindsein einfach dazu.

Arzneien hat ihre Wirksamkeit unzählige Male bewiesen. Selbst wenn »Die magische 11« das einzige Buch über Homöopathie bleiben sollte, das Sie jemals lesen – Ihr Kind ist damit für die wichtigen Erste-Hilfe-Situationen bestens gerüstet.
Entgegen ihrem Ruf ist Homöopathie nicht kompliziert. Sie versteht im Gegenteil den Menschen auf eine einzigartige und dennoch einfache Weise. Sie geht auf seine gesamte Befindlichkeit ein und klammert nichts aus. Gerade bei Kindern können Sie die Wirkung von liebevoller Zuwendung, wie sie auch diese Medizin bietet, unmittelbar erleben. Stufe 1 bei kleinen Notfällen: Sie pusten auf einen geklemmten Finger und der Schmerz verschwindet. Sie legen ein kühlendes Messer auf eine Schwellung und sie klingt ab. Sie wiegen Ihr Kind, und das Bauchweh durch Blähungen löst sich auf.
Wenn dem Kind die Maßnahmen der Stufe 1 – Trost, Streicheln, Pusten – nicht mehr helfen, weil die Störung auf eine Ebene geht, die sein inneres System durcheinanderzubringen beginnt, kommt die Stufe 2 ins Spiel: die Homöopathie. Sie hat das Mittel zum Symptom, das die Eigenregulation des Kindes aktiviert: zum Beispiel Echinacea ▸ **Seite 112** bei geschwächtem Immunsystem und erhöhter Infektanfälligkeit, Ferrum phosphoricum ▸ **Seite 56** bei Fieber oder Belladonna ▸ **Seite 60** bei Entzündungen.

## Eltern sind der Kompass

Egal, wie gut Sie auf Ihr Kind achten: Sie können nicht alles Unbehagen und alle Krankheiten verhindern, und das ist auch gar nicht sinnvoll. Aber Sie können Entscheidungen darüber treffen, wie Sie bei Ihrem Kind die Gesundheit allgemein, das Körperbewusstsein und im Falle von Krankheit die Genesung unterstützen.
Als Erwachsene wissen wir, dass ohne Gesundheit alles nichts ist. Ein Kind jedoch weiß das nicht und auch ein Teenager wird darüber noch nicht großartig nachdenken.

Prävention – Vorbeugung, ohne den Kindern Angst vor Krankheiten zu machen – beginnt idealerweise zu Hause und wird hoffentlich in nicht allzu ferner Zeit konsequent im Kindergarten und in der Schule integriert werden. Eltern lehren weniger durch ihre Worte als vielmehr durch ihr Beispiel. Dazu gehört eine gesunde Ernährung ebenso wie ein umfangreiches Angebot an Spiel-, Bewegungs- und Sportmöglichkeiten. Zu Hause, im Kindergarten und in der Schule werden konkrete Hilfs- und Lösungsangebote bei seelischen Kümmernissen und Konflikten zunehmend wichtiger, ohne dass Kinder deshalb stigmatisiert und lächerlich gemacht werden. Das Wissen um die Möglichkeiten der Homöopathie, auf der seelischen und körperlichen Ebene, rundet eine ganzheitliche Gesundheitsstrategie sinnvoll ab.

## Erzeugen Sie Bilder im Kopf Ihres Kindes

So wie sich frisch gepresster Orangensaft als gesunder Vitamin-C-Lieferant in den Köpfen unserer Kinder verankert, können sie sich auch ohne Weiteres merken, dass Arnica ▸ **Seite 46** ihr Helfer ist, wenn sie hingefallen sind oder sich gestoßen haben. Sie haben erlebt, dass eine Wärmflasche beruhigt, wenn der Bauch wehtut – dass außerdem Chamomilla ▸ **Seite 67** bei Koliken hilft, merken sie spätestens nach der ersten Anwendung. Noch leichter wird es bei Mitteln wie Apis ▸ **Seite 98**, der Arznei, die aus dem Bienengift gewonnen wird: Sie hilft bei allen Insektenstichen, gegen Rötung und wässrige Schwellung sowie bei stechenden Schmerzen. Die Biene Maja bekommt plötzlich eine ganz neue Bedeutung, wenn Sie als Eltern die Gedankenbrücke herstellen!

WICHTIG

**BEWUSSTSEIN FÜR MEHR LEBENSQUALITÄT**

Von Samuel Hahnemann ▸ Seite 30 sind umfangreiche Aufzeichnungen überliefert, in denen er seinen Patienten neben homöopathischen Mitteln auch genaue Anweisungen für einen Lebensstil gab, der sie froh, gesund und widerstandsfähig machen sollte. Auch heute, 200 Jahre später, sollten Kinder und Jugendliche gute Anleitung für eine gesunde, fördernde Lebensweise bekommen. Warum etwa sollten sie in der Schule alles über Frösche oder über Insekten lernen, aber kaum etwas über eine Medizin, die sie durch Lebens- und Gesundheitskrisen tragen kann, ohne dass sie Schaden an Körper und Seele nehmen?

Homöopathie ins tägliche (Er-)Leben zu integrieren, macht in jedem Fall Sinn. Denn weder für Eltern noch für Kinder ist es ratsam, Medizin einfach nur zu konsumieren. Es geht vielmehr darum, körperliche und seelische Zusammenhänge zu verstehen und zu begreifen, was uns krank macht – und was uns heilt.

## Auf Krankheitszeichen achten

Ein Kind kennt noch nicht die Konsequenzen von Fastfood, Vitamin- und Bewegungsmangel, häuslicher Disharmonie, zu häufigem Fernsehen, zu vielen Medikamenten.

### TIPP

**ERZÄHLEN SIE EINE GESCHICHTE!**

Catherine R. Coulter, eine weltweit anerkannte Homöopathin, erklärt die Wirkungsweisen der Mittel nicht nur in Lehrbüchern, sondern veranschaulicht sie auch durch die Erlebnisse berühmter historischer Figuren. Erzählen auch Sie Ihrem kranken Kind mal eine Geschichte, etwa von der wilden Tollkirsche Belladonna ▸ **Seite 60**, dem kleinen Sturmhut Aconitum ▸ **Seite 53** oder dem leuchtenden Stern Phosphorus ▸ **Seite 81**. Näheres zu den Eigenschaften der Mittel finden Sie ▸ **ab Seite 46**.

Es weiß noch nichts über Langzeitfolgen. Eltern schon. Inwieweit sie dieses Wissen zum Wohl ihrer Kinder einsetzen, ist eine Grundsatzentscheidung, die sie treffen müssen. Eltern zu sein heißt, ein riesengroßes Rad zu drehen. Wie wichtig darin die Speiche der Gesundheit ist, merkt man oft erst, wenn sie abhandenkommt. Man muss kein Therapeut sein, um zu merken, wenn einem Kind etwas fehlt. Reaktionen, Symptome und Beschwerden zeigen sich bei ihm meist innerhalb weniger Stunden, manchmal sofort. Es quengelt, weint, möchte getröstet werden. Oder es ist wütend, mit nichts zufriedenzustellen, will die ganze Zeit auf den Arm. Oder es ist blass, in sich zurückgezogen und sitzt verdächtig still in der Ecke. Man kann ihm ansehen, wenn es traurig ist, Heimweh hat oder Angst bekommt.

Ein Kind lebt vollkommen in der Gegenwart – dem Zeitfenster, in dem die niedrigen Potenzen der Homöopathie ▸ **Seite 40**, die man in der Selbstmedikation verwendet, am schnellsten und unmittelbarsten wirken.

Das Schwierige in einer solchen Situation ist nicht, diese Zeichen zu erkennen, sondern in ruhiger Gelassenheit das, was man gerade tut, zu unterbrechen und seine ganze Aufmerksamkeit auf das Kind zu richten. Das erfordert eine gewisse Disziplin, die nicht jeder zu allen Zeiten aufbringen kann – oder will. Dennoch ist das Ergebnis die Anstrengung mehr als wert. Eltern können solche Krankheitszeichen nutzen,

- indem sie die Symptome als Hinweise und Hilferuf verstehen,
- bei Bedarf ein paar Kügelchen der am besten passenden Arznei ▸ **Seite 36** verabreichen,
- dadurch die vorhandenen Symptome vorübergehend leicht verstärken ▸ **Seite 44**
- und so die Selbstheilungskräfte des Kindes auf den Plan rufen.

Übrigens: Kinder, die nerven, sind häufig nicht krank, sondern gelangweilt. Liebe und Interesse, Bewegung und frische Luft, Anregung und Abwechslung können durch kein homöopathisches Mittel ersetzt werden. Quengeln wird durch Globuli nicht besser – es sei denn, es ist tatsächlich das Symptom einer beginnenden Erkrankung.

INFO

**SOFORT GEHT AM SCHNELLSTEN**

Die britische Psychologin Penelope Leach schrieb schon vor 30 Jahren in ihrem Bestseller »Die ersten Jahre deines Kindes«, dass es 10 bis 20 Minuten erfordert, um die Bedürfnisse eines Babys oder Kleinkindes zu stillen, wenn man sofort auf seinen Ruf antwortet. Dagegen erfordert es 3 Stunden und 10 (beziehungsweise 20) Minuten, wenn man es erst 3 Stunden quengeln oder weinen lässt, bevor man schließlich doch das tut, was man besser gleich getan hätte. Treffender kann man es kaum auf den Punkt bringen. Probieren Sie es aus!

## Placebo? Wohl kaum!

Kinder wissen noch nichts vom sogenannten Placebo-Effekt, der bei der Homöopathie nicht größer oder kleiner ist als bei allen anderen Medikamenten und Methoden. Placebo bedeutet wörtlich übersetzt »ich werde gefallen« – was so viel bedeutet wie: Ich gebe vor, dass es mir besser geht, damit der Arzt glücklich ist.

Es mag durchaus sein, dass ab einem gewissen Alter eine solche Anpassungsleistung erbracht werden kann. Doch bei einem Säugling mit Dreimonatskoliken kommt ein derartiges Kalkül wohl kaum in Betracht. Er braucht vielmehr etwas, das den Aufruhr in seinen Eingeweiden beruhigt, zum Beispiel Chamomilla ▸ **Seite 67**. An Kindern zeigt sich ganz unmittelbar, ob eine homöopathische Arznei passt oder nicht. Wenn ja, sind sie innerhalb weniger Minuten (im besten Fall), Stunden oder Tage wieder fit. Wenn sie positiv auf eine Arznei reagieren, dann ganz einfach deshalb, weil sie ihnen hilft. In der Homöopathie gibt es im Idealfall das sogenannte Sekundenphänomen: Symptome verschwinden innerhalb weniger Augenblicke. Das Mittel wirkt wie die Reset-Taste am abgestürzten Computer: Alle Funktionen werden im Schnelldurchlauf geordnet.

## INFO

### SO HILFT DIE HOMÖOPATHIE IHREM KIND

Angenommen, Ihr Sprössling kommt völlig überdreht von einem Kindergeburtstag nach Hause, ist überreizt und empfindlich, hat Bauchweh und erbricht sich vielleicht sogar nach der großen Torten-, Pommes- und Ketchup-Flut. All das zusammen liefert einen eindeutigen Hinweis auf die Arznei Nux vomica ▸ **Seite 74**. Ein paar Kügelchen des Mittels bewirken ein viel schnelleres und besseres Ergebnis als lautstarke elterliche Ermahnungen wie »Gib doch mal Ruhe!« oder »Auf keinen Fall noch mehr Zucker, du hattest sowieso schon viel zu viel!«. Die Arznei bringt Ruhe in ein System, in dem gerade alle Warnleuchten blinken.

Mittelbar zeigt sich bei einer medizinischen Behandlung jedoch auch, ob eine Störung tatsächlich behoben ist, ob sie wiederkehrt oder ob sie in eine tiefere Schicht zurückgedrängt wurde und in anderer Form wieder auftaucht. Letzteres ist ein Phänomen, das man häufig bei Neurodermitis beobachten kann. Wenn Hautsymptome zum Beispiel mit cortisonhaltigen Cremes unterdrückt werden, verlagern sie sich in die Schleimhäute und tauchen unter Umständen als spastische Bronchitis oder Asthma wieder auf – oder auch umgekehrt. Hier ist besondere Achtsamkeit geboten, auch bei der Selbstbehandlung mit Homöopathie ▸ **Seite 42**. Wenn Symptome sich verändern oder verlagern, sollten Sie einen Experten zurate ziehen und gegebenenfalls eine konstitutionelle homöopathische Behandlung erwägen.

## Wer ist dieser kleine Mensch?

Auch wenn ein Kind sein eigenes Schicksal mit auf diese Welt bringt, das man nur bedingt beeinflussen kann: Sein Wohlbefinden, seine körperliche und seelische Unversehrtheit und seine Konfliktfähigkeit liegen sehr wohl in den Händen seiner Eltern oder Betreuer. Wir können nicht oft genug betonen, dass jedes Kind durch Krisen geht und gehen muss. Sie sind wichtig, damit sich seine Abwehrkräfte formieren können. Das heißt natürlich nicht, dass man nicht alle Register der Schulmedizin ziehen sollte, wenn die sanfte Medizin versagt. Dogmatische Homöopathie kann einem Kind ebenso schaden wie dogmatische Schulmedizin. Doch Abwehrkräfte werden nicht durch sinnlose Regeln formiert wie »Alles, was nicht umbringt, macht härter!«. Die beste Stärkung sind Achtsamkeit, Zuwendung und vor allem Liebe. Wird das Bedürfnis des Kindes (etwa nach Nähe, Unterhaltung, Unabhängigkeit oder Streicheleinheiten) nicht erfüllt, kann dies irgendwann dazu führen, dass es krank wird. An den verschiedenen Typen der magischen 11 ▸ **ab Seite 46** zeigt sich, wie unterschiedlich Kinder unter bestimmten Umständen reagieren: Ein Pulsatilla-Kind ist vom Typ her anhänglich und anschmiegsam. Der kindliche Natrium-Typ ist sehr sozial, bemüht sich, anderen zu helfen, und reagiert äußerst empfindsam auf Zurückweisung. Der Phosphor-Typ ist hellwach, hochsensibel und sehr leicht zu beeindrucken. Dagegen ist das Calcium-carbonicum-Kind eher langsam, meist zufrieden und ein bisschen träge. Die magische 11 gibt Ihnen einen kleinen Einblick in die unterschiedlichen Persönlichkeitstypen.

## Kinder brauchen Liebe und Zuwendung

Dr. Gordon Neufeld, kanadischer Topexperte für Kinderpsychologie, beschäftigt sich mit dem Phänomen von Peer-Groups – gleichaltrigen Freunden, die mangelnde elterliche Liebe und Fürsorge ersetzen sollen, ohne die Fähigkeit dazu zu haben. Der Psychologe kommt zu dem Schluss: »Eltern sind die Antwort für ihr Kind. Doch nur wenn es ihr bedingungsloses Wohlwollen spürt, kann es sich ihrer Führung und Autorität unterordnen und ihre Regeln akzeptieren. Und nur durch die Verlässlichkeit ihrer Liebe – auch und besonders in schwierigen Situationen – werden Eltern so vertrauenswürdig für ihr Kind, dass es den Schmerz und die Frustration ertragen kann, die Verbote und das Wort ›Nein‹ für es bedeuten.« Dr. Neufelds jahrzehntelange Erfahrung: »Wenn ein Kind nicht so sein darf, wie es ist, wenn es ständig um die Liebe seiner Eltern kämpfen muss, dann kann es sich auf nichts anderes konzentrieren, nichts anderes hören und an nichts anderes denken, als daran, diese Liebe irgendwie zu bekommen.« Er erklärt auch, warum: »Das größte und lebenslange Bedürfnis eines Menschen ist das nach Zugehörigkeit. Ist dieses Bedürfnis nicht gestillt, wird ein Kind sich unpassende Freunde suchen, selbst wenn diese ihm nicht guttun – nur um sich irgendwie zugehörig zu fühlen. Wenn der junge Mensch erwachsen wird und diese Erfahrung von Zugehörigkeit nicht gemacht hat, sucht er sich schließlich Partner, die ihn innerlich ebenfalls emotional verhungern lassen.«

### WICHTIG

**DIE STÄRKE DER HOMÖOPATHIE**

In Kindern zeigen sich Charakterzüge noch völlig unverfälscht. Die Homöopathie ist darauf ausgelegt, diese nicht etwa zu verändern, sondern dem Kind dabei zu helfen, seine Persönlichkeit in kraftvoller, gesunder Form zum Ausdruck zu bringen.

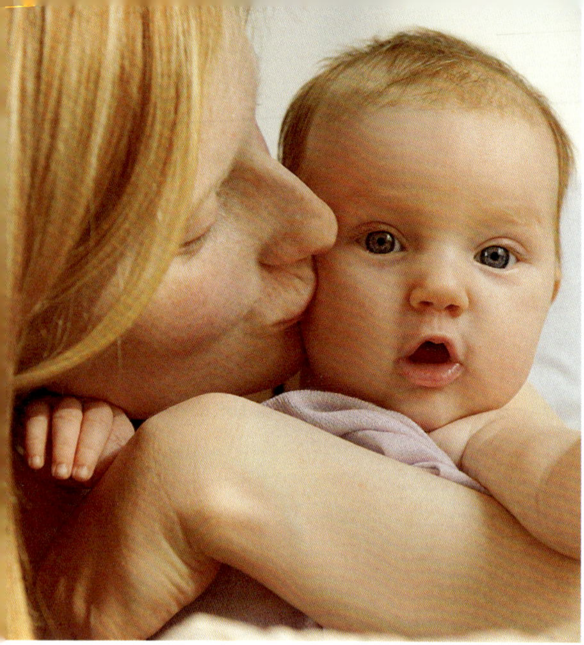

Liebe und Zuwendung sind die wichtigste Basis für einen guten Start ins Leben.

INFO

**JEDES KIND HAT ANDERE BEDÜRFNISSE**

Die homöopathischen Charaktertypen zeigen, dass nicht allen Kindern alles gleichermaßen guttut. Das eine braucht vielleicht viel Nähe und Kuscheln, das andere eher Freiheit, geistige Förderung und Anerkennung. In den sogenannten Mittelbildern ▸ Seite 46 können Eltern die charakterlichen Grundzüge und Bedürfnisse ihres Kindes erkennen.

## Homöopathie in den Phasen der Kindheit

In den vier wichtigen Phasen auf dem Weg zum Erwachsensein werden unterschiedliche Arzneien wichtig. Sie ergeben sich aus der gerade aktuellen Entwicklungsphase und den Problemen, die in dieser Zeit auftauchen können:

- die Anpassung in der Neugeborenenzeit,
- Infektionskrankheiten im Kindergarten,
- die Schulzeit mit dem damit verbundenen Lernstress,
- die Pubertät mit ihrer erweiterten Abnabelungsphase und der Entwicklung einer eigenen Identität.

Dennoch bleiben viele Gemeinsamkeiten, die sich in der magischen 11 widerspiegeln – wie etwa das Mittel Arnica ▸ Seite 46, das immer die erste Wahl bei Verletzungen ist, oder Belladonna ▸ Seite 60 bei heftig beginnenden Entzündungen.

### Babyzeit: sanfter Schutz von Anfang an

Solange ein Baby gestillt wird, ist es weitgehend vor Keimen, Bakterien und Viren geschützt. Auch deshalb ist Stillen – neben der emotionalen Bindung, die dadurch entsteht – so wertvoll. Einer der vielen Vorteile der Homöopathie ist, dass sie dem Baby nicht schadet, wenn die Mutter während der Stillzeit ein solches Mittel nimmt. Auch dem Baby selbst helfen homöopathische

Mittel bei Beschwerden, die ihm zu schaffen machen können: Koliken ▸ **Seite 68**, Zahnungsbeschwerden ▸ **Seite 104**, Schlafschwierigkeiten ▸ **Seite 121** oder Windeldermatitis ▸ **Seite 69**. Homöopathie ist bei Säuglingen nahezu bei sämtlichen akuten Beschwerden erste Wahl, allein oder auch als Begleittherapie. Sie wirkt schnell, sie schmerzt nicht, ein Kügelchen lässt sich leicht in die Wange des Babys schieben und schmeckt zudem gut (Anwendung ▸ **Seite 41**). Doch was viel wichtiger ist: Die Integrität des Kindes (lat. integritas = Unversehrtheit, Vollständigkeit) wird nicht verletzt. Und natürlich wünschen sich Mütter und Väter, dass die Behandlung keine schwerwiegenden Nebenwirkungen erzeugt.
Die individuelle und sanfte Wirkungsweise der Homöopathie dient in erster Linie als Regulationstherapie. Sie nimmt nichts weg und fügt – außer der Information durch das verabreichte Mittel – nichts hinzu. Bei den niedrigen Potenzen bis D12 oder C12 ▸ **Seite 40** dauert die Wirkung nur wenige Stunden. Homöopathie wirkt regulierend durch das Potenzial, das in den unterschiedlichen Wirkstoffen aus dem Pflanzen-, Tier- und Mineralreich als Information gespeichert ist. Vorhandene Symptome werden dadurch kaum wahrnehmbar verstärkt. Durch diesen Anstoß findet der Organismus die passende Antwort auf den Reiz.
Dennoch ist die Homöopathie eine hochpotente Heilmethode. Während der Geburt ist Homöopathie geradezu unschlagbar. Und für das kleine Wesen, das gerade erst auf dieser Welt angekommen ist, kann zum Beispiel Arnica ▸ **Seite 46**, die Arznei der Arzneien in der magischen 11, die Folgen von Verletzungen am Köpfchen (Saugglocke, Zange) schnell wieder heilen. Ignatia ▸ **Seite 119** wiederum ist nicht nur gut für die Seele des Kindes, sondern auch für die Stimmungs-Achterbahn junger Mütter im Wochenbett. Und wenn das Baby durch die vielen neuen Eindrücke und Einflüsse überreizt ist, hilft nicht nur ihm, sondern oft auch der Mutter Nux vomica ▸ **Seite 74**.

## WICHTIG

**HOMÖOPATHIE IN DER SCHWANGERSCHAFT**

**Wie bei allen Verfahren gilt auch bei der Homöopathie: So viel wie nötig, aber so wenig wie möglich! Sachgemäß angewendet, kann Homöopathie in den allermeisten Fällen einem Ungeborenen keinen Schaden zufügen. Bestimmte Mittel wie etwa Thuja ▸ Seite 99 können jedoch während der frühen Schwangerschaft Blutungen auslösen. Fragen Sie daher immer (!) einen Homöopathen oder eine Hebamme, ob Sie eine Arznei bedenkenlos einsetzen können.**

# IMPFUNGEN – KRITISCH BETRACHTET

Sanfte Heilmethoden wie die Homöopathie konsequent anzuwenden, ist für Eltern heute dringender denn je geboten. Denn unserem Nachwuchs droht eine neue Generation von Krankheiten, die schon in den ersten Lebensjahren erkennbar werden.

Die folgenden Krankheiten sind mittlerweile auf dem Vormarsch:

- Allergien, unter denen heute mehr als 30 Prozent der Kinder leiden, scheinen weiterhin unaufhaltsam zuzunehmen.
- ADS, die Aufmerksamkeitsstörung, die oft auch noch Hyperaktivität im Schlepptau hat (ADHS), macht Kindern, Eltern und später auch Lehrern das Leben schwer.
- Autismus, die tragische Unfähigkeit, sozialen Kontakt aufzunehmen, wird nach Vermutungen von US-Wissenschaftlern ebenfalls weiter zunehmen.

Der US-amerikanische Medizinhistoriker Dr. Harris L. Coulter (1932–2009) sieht einen möglichen Zusammenhang damit, dass Babys im ersten Lebensjahr mit inzwischen zwölf verschiedenen Impfstoffen immunisiert werden. Dabei geht es nicht um die Impfung an sich, sondern vielmehr um die geballte Konzentration der verschiedenen Impf- und Zusatzstoffe. So wird bereits mit der ersten Sechsfach-Impfung kurz nach der Geburt der Grenzwert für Aluminium bei einem Säugling bis um das 60-Fache überschritten. Im Tierversuch führten vergleichbare Dosen zu Nervenzellschädigungen, Schwäche, Ängsten, Gedächtnisverlust und Allergien. Coulters generationsübergreifende Langzeitstudien zeigen, dass die Impfung offenbar besonders bei allergiegefährdeten Kindern einen Schub auslösen kann, der die Autoimmunreaktion – also den Kampf des Körpers gegen sich selbst – massiv verstärkt.

## (K)eine sichere Sache

Es gibt bisher keine kontrollierten Langzeitstudien, die die Sicherheit der Impfstoffe in der zurzeit verwendeten Form tatsächlich bestätigen. Die Ergebnisse der sogenannten TOKEN-Studie, die das Robert-Koch-Institut in Berlin zur Unbedenklichkeit der Sechsfach-Impfung durchführte, ergaben jedoch keinen nachweisbaren Zusammenhang zwischen Impfungen und plötzlichem Kindstod in den ersten zwei Lebensjahren.

Das Impfschema für Babys sieht derzeit wie folgt aus: Im ersten Lebensjahr wird ab dem dritten Lebensmonat die Sechsfach-Impfung gegen Diphtherie, Polio, Tetanus, Haemophilus influenzae Typ b (Hib), Keuchhusten und Hepatitis B gegeben, insgesamt viermal. Hinzu kommt mit 11 bis 14 Monaten (parallel zur vierten Sechsfach-Immunisierung) die Impfung gegen Masern, Mumps, Röteln und Windpocken, die ebenfalls später wiederholt wird. Daneben gibt es die Impfungen gegen Pneumokokken und Meningokokken-C.

Außer Krankheitserregern enthalten diese Impfstoffe leider auch Zusätze wie allergieauslösende Eiweiße und Antibiotikareste, potenziell nervenschädigende Aluminium- und Quecksilberverbindungen oder sogar krebserregendes Formaldehyd. Für nähere Informationen beachten Sie bitte den Buchtipp auf ▸ Seite 122.

## Was Impfungen gebracht haben

Andererseits haben Impfungen maßgeblich dazu beigetragen, Kinder vor den schwerwiegenden, wenn nicht sogar tödlichen Folgen von Erkrankungen wie Diphtherie, Tetanus, Kinderlähmung, Masern, Mumps, Röteln, Lungen- und Gehirnhautentzündung, Influenza, Keuchhusten oder Hepatitis zu schützen und den Epidemien Einhalt zu gebieten. Statistisch betrachtet scheint der Nutzen gegenüber dem Schaden zu überwiegen. Die Immunisierung ist wertvoll und hilfreich – solange der Körper nicht auf eine Weise reagiert, die womöglich genauso schwerwiegende Folgen hat.

## Wägen Sie sorgfältig ab

Die große Herausforderung für die Medizin besteht darin, einen Weg zu finden, der den größtmöglichen Nutzen für das Kind bringt und den Schaden so gering wie möglich hält. Für die Eltern ihrerseits gilt es abzuwägen, ob beziehungsweise welche Impfungen für ihr Kind infrage kommen. Dabei ist wichtig zu wissen, dass neben der Sechsfach-Impfung auch Teilkombinationsimpfungen (wie Diphtherie, Polio, Tetanus und Keuchhusten als Vierfach-Impfung) sowie Einzelimpfungen möglich sind.

Anders als viele Homöopathen behaupten, war Dr. Samuel Hahnemann ▸ Seite 30 keineswegs ein Impfgegner. Die Art und Weise, wie eine homöopathische Arznei die Symptome, gegen die sie wirken soll, zunächst minimal verstärkt, ist dem Grundgedanken der Impfung nicht einmal fern. In beiden Fällen geht es darum, die körpereigenen Abwehrkräfte zu aktivieren. Doch für die körperliche Integrität eines Kindes besteht ein bedeutender Unterschied darin, eine noch nicht vorhandene Krankheit (oder gar sechs auf einmal, und das mehrmals im ersten Lebensjahr) durch eine Impfung ein für allemal zu verhüten – oder das passende homöopathische Mittel individuell dann zu geben, wenn Beschwerden einsetzen.

## Kindergarten: die Zeit der Infekte

Kinderkrippen, Krabbelgruppen und Kindergärten bringen zwangsläufig eine ganze Batterie von Infektionen mit sich. Diese Zeit ist wie eine Art Trainingscamp für das kindliche Immunsystem, das im Alter zwischen zwei und sechs Jahren so manche heftige Attacke überstehen muss. Zehn bis zwölf Infektionen sowohl der oberen Atemwege als auch des Verdauungstrakts sind pro Jahr in dieser Zeit normal. Hinzu kommen unter Umständen bei nicht geimpften Kindern: Masern, Mumps, Röteln, Windpocken, Keuchhusten, Influenza-Grippe, Gehirnhautentzündung durch Zeckenbisse, Lungenentzündung, um nur einige Erkrankungen zu nennen.

Natürlich wollen Eltern nicht, dass ihr Kind eine solche Ansammlung von Krankheiten durchmachen muss – doch lassen sich manche nicht verhindern. Es ist wichtig zu wissen, dass Ihr Kind, wenn es an einer der oben genannten Infektionen leidet, sehr gut homöopathisch oder homöopathisch begleitend behandelt werden kann. Das muss allerdings bei einem Arzt oder Therapeuten geschehen, der etwas von Hahnemanns Heilmethode versteht und Komplikationen schnellstmöglich erkennt.

### IMPFEN – JA ODER NEIN?

Welche Option hinsichtlich der Impffrage ▸ **Seite 18** ist die beste bei Kleinkindern? Mit welchen Konsequenzen müssen Eltern und Kinder jeweils rechnen? Es gibt letztlich keine Gewissheit darüber, egal, was Experten zu wissen behaupten. Eine dogmatische Haltung – für oder gegen Impfung – hilft weder Eltern noch ihren Kindern. Doch eines ist sicher: Langzeitfolgen sieht man immer erst, wenn eine entsprechend lange Zeit verstrichen ist. Was Eltern schon jetzt tun können, ist, die Immunkräfte ihres Kindes, wo immer es möglich ist, durch den konsequenten Einsatz von Homöopathie zu stärken.

## Die Welt der Schule hat sich verändert

Unser moderner Lebensstil ist eine der Ursachen für den geradezu alarmierenden Gesundheitszustand der Kinder in der Grundschule. Die Hälfte von ihnen leidet bereits an gelegentlichen Kopfschmerzen – ein Phänomen, das es vor 20 Jahren in diesem Aus-

WICHTIG

**WÄHREND EINER INFEKTION NICHT IMPFEN!**

**Wenn Ihr Kind gerade eine Infektion durchmacht, sollten Sie es unter keinen Umständen in dieser Zeit impfen lassen, sondern warten, bis es wieder ganz gesund ist. Sonst können sich die Nebenwirkungen beträchtlich verstärken und sogar gefährlich werden.**

maß noch nicht gab. Die Hälfte aller Zehnjährigen hat bereits Rückenschmerzen erlebt und deren Chronifizierung nähert sich der 10-Prozent-Marke, bevor die Heranwachsenden 20 Jahre alt geworden sind. Haltungsschäden nehmen dramatisch zu und ihre Langzeitfolgen sind noch nicht absehbar, weder für die Kinder, die Krankenkassen noch den Arbeitsmarkt. Fast die Hälfte der Kinder hat Übergewicht, mehr als sechs Prozent leiden bereits an Typ-2-Diabetes – infolge von Fehl- und Überernährung. Die Konsequenzen bedeuten für die Kinder eine lebenslange Bürde.

Daneben zeigt uns die Statistik noch etwas anderes. Kinder wissen heutzutage offenbar nicht mehr, was vor ein oder zwei Generationen noch zur Allgemeinbildung gehörte: wie Kartoffeln aus der Erde gebuddelt werden, wo Himbeeren wachsen, wie gut gesundes Essen ohne Geschmacksverstärker schmeckt. Sie kennen kaum noch Omas Hausmittel, wenn sie krank sind. Und in Ruhe wieder gesund zu werden, umsorgt von Menschen, denen sie wichtiger sind als alles andere, ist ein Luxus, den der berufliche Alltag der Eltern und der Leistungsdruck in der Schule kaum zulassen.

Homöopathie ist, neben vielen anderen Aspekten, eine Medizin der Entschleunigung. Ihr geht es nicht darum, Schmerzen wegzuspritzen, Infektionen niederzuknüppeln oder Erreger zu bekämpfen. Sie wählt einen individuell abgestimmten, sehr behutsamen

TIPP

**HOMÖOPATHIE UND VERHALTENS-THERAPIE**

Auch bei so komplexen Symptomen wie Schulstress, ADHS oder Essstörungen ist Homöopathie als Ergänzung zur Verhaltenstherapie eine wichtige Option. Hilfreiche Adressen finden Sie im Anhang ▸ **Seite 123.**

Weg. Und doch lässt ihre Wirkung in den allermeisten Fällen nicht länger auf sich warten als bei anderen, vermeintlich stärkeren Behandlungsmethoden.

## DIE VIRTUELLE UND DIE REALE WELT

Facebook, Twitter, Chatten oder Spielkonsole: Es ist naiv zu glauben, dass virtuelle Kommunikation auf Dauer ohne Konsequenzen bliebe. Wir sollten uns darüber klar sein, dass unseren Kindern dabei über lange Strecken des Tages kein Mensch aus Fleisch und Blut als verständnisvoller Gesprächspartner gegenübersitzt. Fußball im Fernsehen zu sehen, ist ein anderes Gefühl, als Fußball zu spielen. Ein Spielzeug-Plastikpferd fühlt sich anders an als ein echtes. Und genauso hat eine durchlebte Krankheit einen anderen Effekt für die körperliche und seelische Immunität als eine, die im Keim erstickt wurde.

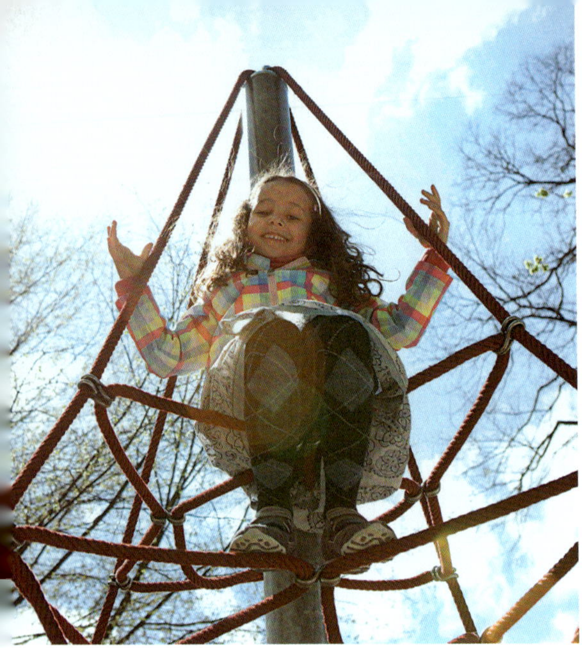

Auf dem Spielplatz zu toben, ist etwas anderes, als ständig vor dem Computer zu sitzen und sich in virtuellen Welten aufzuhalten.

## DIE SEELE DES KINDES

»Warum unsere Kinder Tyrannen werden« lautet einer der Bestsellertitel unserer neuen Elterngeneration. Immer mehr Bücher und Fernsehsendungen versuchen zu erklären, warum unsere Kinder den Aufstand proben und wie wir als Erwachsene uns gegen diesen Aufstand wappnen sollten. Super-Nanny und Erziehungs-Camps geben Ratschläge, wenn das Familienleben gegen die Wand zu fahren droht.

»Haben Sie schon einmal von Homöopathie gehört?«, möchte man den TV-Erziehungsexperten zurufen und den Kindern Stramonium ▸ Seite 120 reichen, wenn sie ausrasten und schlagen. Ihnen Ignatia ▸ Seite 119 hinhalten, wenn sie krank vor Heimweh sind. Und den Eltern möchte man sagen: »Versucht es mal mit Homöopathie! Nahezu alles, was ihr zu Hause erlebt, ist dort beschrieben. Probiert es doch bitte auf die sanfte Tour!«

## Turbulente Zeiten für alle Beteiligten: die Pubertät

Homöopathie, die sanfte Tour, ist auch dann noch wirkungsvoll, wenn der geballte Widerstand der Teenagerzeit durchs Haus tobt. Wenn Türen knallen, der erste Alkoholrausch verstoffwechselt werden muss und

### TIPP

**ZUHÖREN STATT GEGENWIND**

Wenn Ihr Teenager gerade frustriert ist oder einen Wutanfall hat, bewahren Sie Ruhe. Erst, wenn er sich »geleert« hat, kann er erzählen, was ihn tatsächlich bedrückt. Wenn Sie auf seiner Seite sind und einfach nur zuhören, fühlt Ihr Kind sich von Ihnen ernst genommen, sein Vertrauen vertieft sich.

Der Lohn für Ihre Geduld: Sie bleiben auch in diesen turbulenten Jahren und danach weiterhin sein Fels in der Brandung.

Kinder felsenfest davon überzeugt sind, dass ihre Eltern sie einfach nicht verstehen und noch niemand auf der Welt solche Probleme hatte wie sie. Ihre Identität als Erwachsene haben die Teenager längst noch nicht gefunden. Ihr Weltschmerz trifft auf den Trennungsschmerz der Eltern, die sich nun mit verändern müssen, wenn sie weiter an der Seite ihrer Kinder bleiben möchten. Mobbing in der Schule, Leistungsdruck vor Klassenarbeiten, Pickel vor der wichtigsten Party des Jahres, der erste ernsthafte Liebeskummer: Nicht selten brauchen dann Eltern und Kinder die gleichen Seelenmittel der magischen 11, um diese äußerst turbulente Zeit zu überstehen.

## Ökologie beginnt im eigenen Körper

Wir wissen inzwischen, dass der Müll, den man verbrennt oder in die Ozeane kippt, nicht weg ist, sondern die Atmosphäre vergiftet oder die Fische sterben lässt – und damit auf Umwegen wieder zu uns zurückkommt. Das legt den Rückschluss nahe, dass auch eine unterdrückte Krankheit, die der Organismus nicht richtig verarbeitet hat, irgendwann unser »inneres Grundwasser« vergiften kann.

Genau dort setzt Homöopathie an: die inneren Reinigungs- und Regulationsprozesse zu optimieren. Ein wichtiges Prinzip der Homöopathie ist es, das in sich geschlossene Ökosystem intakt zu lassen und die Weisheit des Körpers maximal und altersgemäß zu nutzen. Der menschliche Körper legt im Laufe der Zeit ein ausgeklügeltes Arsenal von Abwehrzellen an. Diese werden, soweit sie sich beim Kleinkind noch nicht entwickelt haben, durch diverse Infekte in der Kindergartenzeit ausgebildet.

### WICHTIG

**WIE FÜHLST DU DICH? VIERECKIG!**
Studien belegen, dass Kinder im Durchschnitt acht bis zehn Stunden am Tag sitzen, davon mindestens zwei bis drei Stunden vor dem Fernseher oder Computer. Erfahrungen können sich jedoch nur als vernetzte Intelligenz im Gehirn und im Körper verankern, wenn ein Kind auf beiden Ebenen, der geistigen und der körperlichen, damit konfrontiert wird. Andernfalls erfährt es nicht, wie sich Leben wirklich anfühlt oder was die angemessene Reaktion in einer realen Situation wäre. Ohne körperlichen Bezug entsteht Pseudowissen: Das Kind trainiert in der virtuellen Welt permanent Als-ob-Situationen. Entsprechend finden Körper und Seele keine passenden Immunantworten.

WICHTIG

**DIE MÖGLICHKEITEN DER HOMÖOPATHIE AUSSCHÖPFEN**

Die Homöopathie versagt ihren Dienst erst, wenn die körpereigenen Regulationsmechanismen nicht mehr auf den Heilreiz einer passenden Arznei antworten können, wie es etwa bei einer Krebserkrankung oder bei multipler Sklerose der Fall ist. Doch selbst dann kann sie noch die Nebenwirkungen herkömmlicher Therapien lindern. Bei Kindern ist ein Zusammenbruch der Abwehrkräfte zum Glück selten der Fall. Normalerweise reagiert ihr inneres System sehr gut auf Homöopathie. Dies bedeutet keinesfalls, dass Sie auf schulmedizinische Medikamente grundsätzlich verzichten sollten. Es heißt vielmehr, dass Sie bei einem Kinderarzt, der beide Richtungen beherrscht, am besten aufgehoben sind.

## Schädliche Folgen voraussehen und auffangen

Inmitten der Debatte um Nachhaltigkeit und globale Erwärmung haben die meisten von uns inzwischen gelernt: Jedes ökologische System kann sich bis zu einem gewissen Grad selbst reinigen. Das gilt auch für Menschen. Lunge, Leber, Niere, Darm: Selbst wenn diese Organe, wie bei einem Säugling, noch winzig klein sind – sie sind für die Reinigung hervorragend ausgestattet und stellen jede Putzkolonne in den Schatten. Doch was wir auch gelernt haben: Der Prozess der Vergiftung wird umso problematischer und unumkehrbarer, je mehr wir natürliche und lebenswichtige innere Ressourcen zerstören.

Mit chemischen Keulen lässt sich heute nahezu alles zum Verschwinden bringen, was stört: Ausschlag und Pickel, Hyperaktivität und schädliche Bakterien, unkontrollierbare Wutausbrüche und depressive Verstimmungen. Doch im Gefolge bleibt oft auch das auf der Strecke, was gut und wichtig ist. Dazu gehören zum Beispiel die gesunden Bakterien der Darmflora, die unser Immunsystem zur Abwehr braucht und nutzt. Durch die Gabe von Antibiotika werden sie jedes Mal maßgeblich geschädigt. Während die eine Infektion bekämpft wird, wird der anderen gerade dadurch Vorschub geleistet.

## An alte Erfahrungen anknüpfen

Das medizinische Konzept der Unterdrückung, das man früher für die Lösung diverser Gesundheitsprobleme hielt – Antibiotika, Cortison, Schmerzmittel –, hat nicht zum erhofften Erfolg geführt. Im Gegenteil:

Gegen bestimmte Antibiotika haben sich als Folge der zu häufigen und oft unsachgemäßen Einnahme Resistenzen gebildet. Über Cortison wissen ganzheitlich denkende Ärzte heute, dass es zwar oberflächlich sichtbare Symptome zum Verschwinden bringt, diese dann jedoch oft an anderer Stelle wieder auftauchen. Und Schmerzmittel können bei längerer, unkontrollierter Anwendung massive Nebenwirkungen erzeugen, einmal ganz zu schweigen von der Gefahr der Abhängigkeit. In den allermeisten Fällen ist das ursprüngliche Problem nicht beseitigt, sondern kommt in gleicher oder anderer Gestalt wieder zum Vorschein.

Gewiss würden die meisten Eltern ihren Kindern gern schmerzliche Erfahrungen ersparen. Andererseits wissen Eltern, deren Kind die eine oder andere Krankheit durchgemacht hat, dass es am Ende der Krise nahezu immer ein Stück gereift war. Wir sind heute gefordert, den Faden dort wieder aufzunehmen, wo er verloren ging: in den Sechziger-, Siebziger- und Achtzigerjahren, als die Wunderwaffen der Medizin uns glauben ließen, man könne nicht nur alles »wegmachen« – man müsse es sogar. Doch wo genau ist »weg«? Und gibt es das überhaupt? Das sind Fragen, die sich nicht nur verantwortungsvollen Homöopathen stellen. Auch Eltern setzen sich zunehmend damit auseinander und je mehr sie über Homöopathie erfahren, umso schneller nimmt dieser Denkprozess Fahrt auf.

## Die Folgen des Hygienewahns

Ein anderer Gesundheitsirrtum, für den unsere Kinder einen hohen Preis bezahlen, war der Reinlichkeitswahn der Putz-und-Scheuermittel-Generation. Heute weiß man: Wer alles desinfiziert, gibt dem Immunsystem keine ausreichenden Trainingschancen. Es scheint, als wolle sich die körpereigene Abwehr bis zu einem gewissen Grad geradezu mit Feinden auseinandersetzen. Sind alle »wegdesinfiziert«, greift das Immunsystem die Freunde an – wie es bei Allergien der Fall ist. Untersuchungen belegen, dass Allergien in den neuen Bundesländern signifikant seltener vorkamen als im ehemaligen Westdeutschland. Wissenschaftler führen das darauf zurück, dass die Kinder in der DDR zu einem früheren Zeitpunkt in die Kindertagesstätte kamen, in der Folge mehr

### INFO

**SANFTER AUSGLEICH**

Den Körper von einer Antibiotika-Behandlung zu reinigen – meist mit Sulfur ▸ **Seite 95** –, gehört ebenso zum Hahnemann'schen Repertoire wie die Behandlung von Impffolgen, was sehr oft mithilfe von Thuja ▸ **Seite 99** geschieht. Welche Arznei in welcher Potenz jeweils die richtige ist, weiß Ihre Homöopathin oder Ihr Homöopath.

Infekte durchmachten und dass ihre Mütter auch nicht mit einer Armee von Haushaltsreinigern die Wohnungen desinfizierten. Ein bestimmtes Maß an Keimen und auch die Auseinandersetzung mit Infektionen scheint also einen gewissen Schutz darzustellen. Das ist wichtig zu wissen. Denn ist der Körper der Eltern erst einmal auf Allergien konditioniert, beträgt die Wahrscheinlichkeit, dass auch ihre Kinder daran leiden werden, mindestens 50 Prozent. Inwieweit genmanipulierte Nahrung, Hormone und Antibiotika in der Tiermast die Immunkräfte der Kleinen zusätzlich beeinträchtigen, ist nicht annähernd erforscht, aber sehr wahrscheinlich. Sicher ist nur dies: Unsere Kinder sind heute erheblich allergieanfälliger gegen Milch, Pollen, Nahrungsmittel, Hausstaub, Tierhaare und vieles mehr.

Auch das ist ein Grund, der für Homöopathie von Anfang an spricht: in der Schwangerschaft, bei der Geburt, in der Stillzeit und danach. Denn je weniger ein Säugling und Kleinkind dem Chemiewahn ausgesetzt ist – was sowohl Hygiene als auch Medikamente angeht –, umso mehr Zeit gewinnt es, seine körpereigenen Abwehrkräfte aufzubauen.

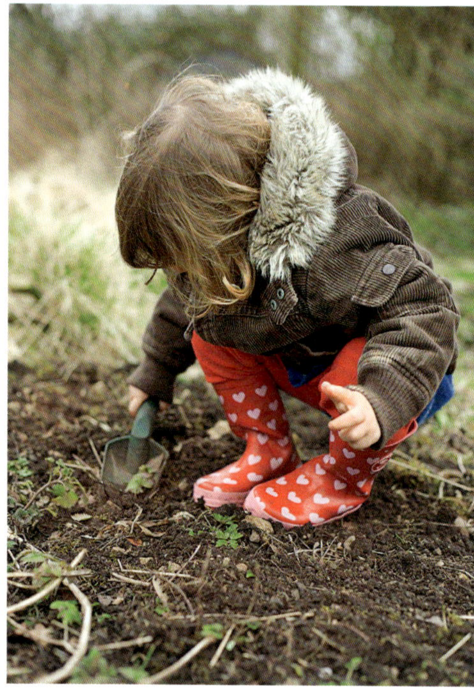

Mit übertriebener Hygiene tun Sie Ihrem Kind keinen Gefallen. Lassen Sie es draußen buddeln!

## TIPP

**DER INNERE ARZT**

Wenn Ihr Kind krank ist, unternehmen Sie mit ihm eine Reise nach innen, dorthin, wo es wehtut. Lassen Sie das Kind in möglichst genauen Details beschreiben, was es sieht und fühlt: Form, Farbe, Geruch, Temperatur. Fragen Sie es, was die Stelle braucht, damit sie heilen kann. Und sorgen Sie dafür, dass Ihr Kind genau das bekommt, denn diese (vielleicht seltsam anmutende) »Medizin« passt meist haargenau.

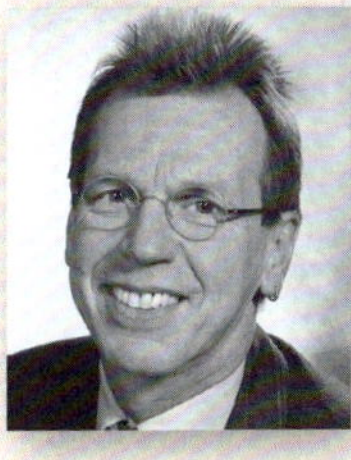

# INTERVIEW
## Dr. med. Thomas Beushausen

Dr. med. Thomas Beushausen ist ärztlicher Direktor am Kinderkrankenhaus auf der Bult in Hannover und Stiftungsvorstand der Hannoverschen Kinderheilanstalt.

**Wie dürfen sich Eltern den »Arbeitskreis Naturheilkunde« in Ihrem Kinderkrankenhaus vorstellen?**
Wir wollen die Homöopathie nicht nur einsetzen – wir wollen auch die Ergebnisse auswerten. 2001 haben wir damit begonnen, Homöopathie in die Versorgung der Kinder einzubinden. Wir sind alle Schulmediziner – in der Klinik ist Homöopathie für uns nicht die Alternative, sondern die Ergänzung. Die Idee dahinter war, dass es bei Kindern immer wieder bestimmte Fragestellungen gibt, die die Schulmedizin allein nicht beantworten kann.

**Welche Schwerpunkte werden im Kinderkrankenhaus auf der Bult homöopathisch behandelt?**
Da gibt es mehrere. Für mich als Pädiater und Anästhesist stellte sich zum Beispiel die Frage, wie man Unruhezustände und Erbrechen nach einer Narkose behandeln kann. Inzwischen haben wir ein homöopathisches Schema entwickelt, das sich ausgesprochen gut bewährt hat.

**Welche Erfahrungen haben Sie mit dem Einsatz von homöopathischen Mitteln nach Operationen gemacht?**
Die Chirurgie ist ein Schwerpunkt bei uns, die das Konzept mit trägt, ebenso wie die Anästhesieabteilung und die Pflegedienstleitung. Man kann die Schmerztherapie sehr gut homöopathisch begleiten. Weitere Einsatzgebiete sind Entzündungshemmung oder auch Schwellungen, wie sie nach Knochenbrüchen auftreten, egal ob diese eine Operation erfordern oder nicht. Unser Ziel ist es, die Ansätze der Homöopathie in die Hand von Schulmedizinern zu legen und eine systemische Vorgehensweise zu entwickeln. Zu diesem Zweck ziehen wir auch

regelmäßig eine externe, homöopathisch sehr erfahrene Ärztin hinzu.

### Wer fragt nach Hahnemanns Heilmethode?

Eltern, und zwar in zunehmendem Maße. Mehr als ein Viertel von ihnen wenden die Homöopathie selber an. Das ist ein bemerkenswerter Anteil. Unsere Krankenschwestern sind stark in das ganzheitliche Konzept eingebunden. Sie sind ganz wichtige Diagnostiker, da sie am meisten mit den Kindern zu tun haben und immer im Dialog mit der Mutter sind; erst danach kommt der Arzt hinzu. Sie bilden sich kontinuierlich hier bei uns im Haus fort.
Von den Ärzten nimmt die Hälfte an den Homöopathie-Fortbildungen teil, selbst wenn sie keine Anwender sind. Die Basisarzneien der Homöopathie kennen alle und können sie auch bei Bedarf einsetzen.

### Wie funktioniert die Zusammenarbeit mit den Eltern?

Wir klären Eltern umfassend auf. Wenn ihr Kind krank ist, stehen sie oft unter enormem Druck. Wir erzählen ihnen zum Beispiel, was die Homöopathie in der Schmerztherapie ergänzend bewirken kann. Wir erweitern den ganzheitlichen Ansatz in der internistischen Medizin zurzeit auch um Aromatherapie und Wickel, die sehr zum Wohlbefinden des Kindes beitragen können. Und wenn es dem Kind besser geht, geht es auch den Eltern besser. Das wollen wir gemeinsam erreichen. Viele Kinder erhalten ohnehin Globuli während ihres Klinikaufenthaltes. Häufig werden diese heimlich verabreicht aus Sorge, bei Ärzten und Schwestern auf Unverständnis zu stoßen. Hier wirkt es enorm entlastend und vertrauensbildend, wenn die Eltern merken, dass sie damit bei uns quasi offene Türen einrennen. Und wir können so die Homöopathie systematisch einbeziehen und erhalten ein vollständiges Bild darüber, welche Patienten eine Verbesserung ihres klinischen Zustands mit welchen Mitteln erfahren können.

### Wie geht die Entwicklung weiter?

Wenn wir weiter so positive Erfahrungen machen, werden wir unser Spektrum erweitern. Bisher werden die Möglichkeiten der Homöopathie bei uns in der somatischen Medizin (der, die den Körper betrifft) genutzt. Wir setzen sie noch nicht in der Psychiatrie ein. Wir gehen jeweils nur einen Schritt, initiieren nur eine Veränderung. Wir behandeln alle Altersgruppen und für jeden Bereich brauchen wir unsere Expertise, damit wir uns nicht verzetteln. Wir untersuchen genau, was wir tun, denn wir wissen ja nicht, ob es gegenläufige Medikamente gibt. Mit der systematischen Aufschlüsselung von Wirkung, Neben- und Gegenwirkung in einem insgesamt ganzheitlichen Ansatz schauen wir, wie wir einem Kind am besten helfen können.

## Netzwerk für die Kinderkrankheiten unserer Zeit

Das Kinderkrankenhaus auf der Bult ist ein ganz besonderer Ort. Neben der ganzheitlichen allgemeinen Versorgung von insgesamt 30 000 kleinen Patienten pro Jahr bietet es Eltern Unterstützung und Therapien an, deren Kinder mit schweren gesundheitlichen Problemen zu kämpfen haben. Hier ist Deutschlands größtes Diabeteszentrum für Kinder und Jugendliche integriert. Aufgrund der rapide um sich greifenden Fehlernährung – einer der auslösenden Faktoren des Typ-2-Diabetes – steigt der Bedarf kontinuierlich. Das Perinatalzentrum ist hochspezialisiert auf Kinder und Heranwachsende mit schweren angeborenen Störungen. Schritt für Schritt soll die Homöopathie integriert werden. Auf der Therapiestation für drogensüchtige Kinder und Jugendliche, Teen Spirit Island, wird in zunehmendem Maße auch die Abhängigkeit von Internet und Computerspielen behandelt ▸ **Seite 21**, von der etwa sieben Prozent der jungen Nutzer betroffen sind.

### DAS KIND ALS TEIL EINES SYSTEMS

In regelmäßigen Fortbildungen lernen die Schwestern des Kinderkrankenhauses, welches die richtige Arznei ist und wie man sie präzise herausfindet. Was wirkt besser nach einer Infusion? Ein Quarkwickel oder Apis ▸ **Seite 98**? Welches Mittel beruhigt das Kind nach einer Anästhesie am besten: Aconitum ▸ **Seite 53**, Belladonna ▸ **Seite 60** oder Stramonium ▸ **Seite 120**?

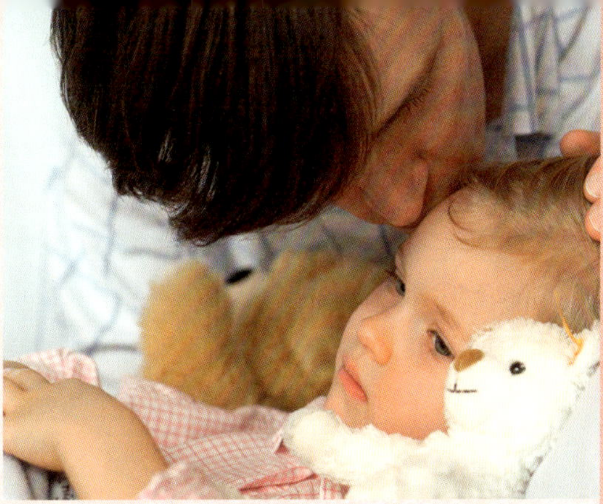

**Das Kind ist Teil des Systems Familie – und die Homöopathie spricht letztlich dieses ganze System an.**

»Wenn man die Familie als System sieht – die Krankheit des Kindes, die Angst der Eltern«, sagt Kinderkrankenschwester Susanne Stühmeier, »kann man homöopathisch viel erreichen. Es tut den Eltern gut, wenn man ihnen diese Möglichkeit anbietet, und uns auch. Früher hat oft etwas gefehlt: Alle Schmerz- und Beruhigungsmittel waren genutzt, der Trost der Mutter war da – und trotzdem kam das Kind nicht zur Ruhe. Die richtigen Globuli sind da viel wirksamer als jedes Medikament, das wir bisher gegeben haben, auch beim sogenannten ›Aufwachdelir‹ nach einer Anästhesie. Homöopathie, ein Tee, ein Wickel – dadurch, dass wir immer mit den Müttern im Gespräch sind, können wir ihnen viele Ratschläge auch mit nach Hause geben. Damit fühlen sie sich ein Stück sicherer.«

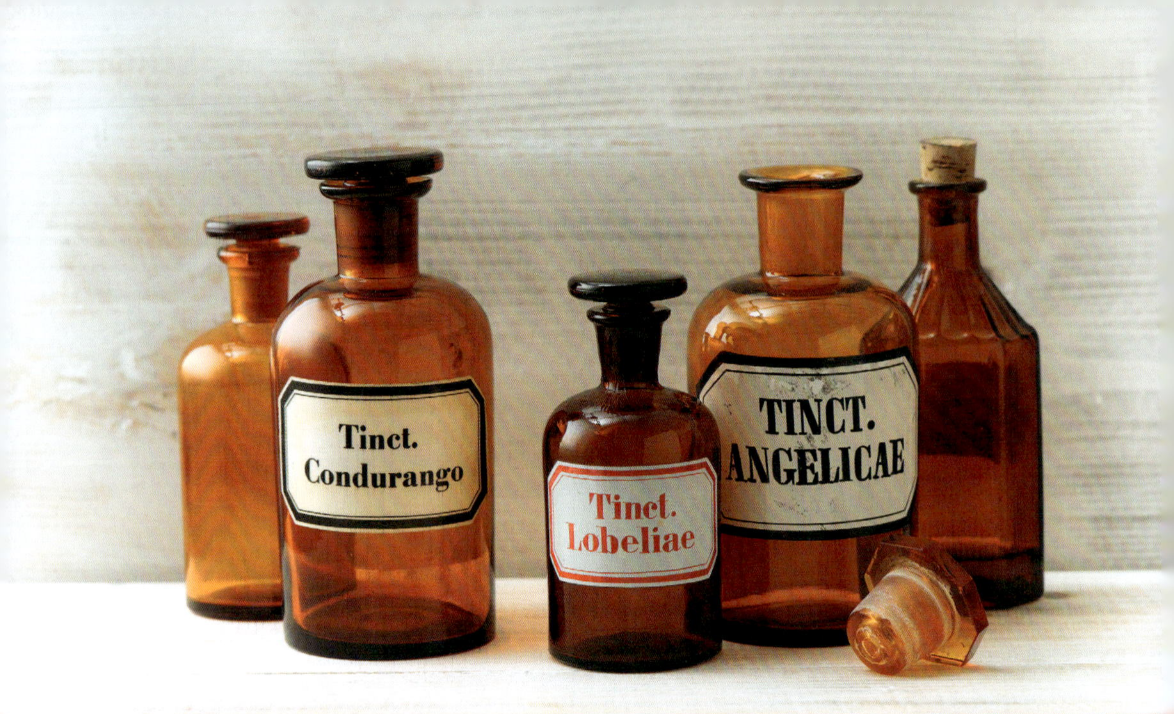


# HOMÖOPATHIE – EINE ERFAHRUNGSMEDIZIN

Dr. Christian Friedrich Samuel Hahnemann war Arzt, Chemiker, Schriftsteller und Übersetzer. Geboren wurde er 1755 in Meißen, wo sein Vater Christian Gottfried als Porzellanmaler kaum die Schulgebühren für den begabten Sohn aufbringen konnte – und wollte. Es war, wie so oft, die Mutter, deren Herz durch den Wissensdurst ihres halbwüchsigen Sohnes berührt wurde. Heimlich setzte sie sich beim Lehrer für Samuels Verbleib auf der Schule ein, erflehte ein Stipendium. Man sollte Johanna Spieß ein Denkmal setzen. Denn ohne ihre Fürsprache hätte sich Samuel Hahnemanns Genie vielleicht nie auf diese Weise entfaltet. Und die Homöopathie hätte nicht weltweit in den Kinderzimmern Einzug halten können. Dank der mütterlichen Fürsorge schlug Hahnemann also den Weg ein, der sich gut 30 Jahre später zu einer völlig neuen Heilmethode öffnen sollte. Seine eigenen elf Kinder spielten dabei eine zentrale Rolle. Wohl kaum jemand – außer Hahnemann selbst – hätte besser als diese elf davon erzählen können, wie die homöopathischen Verdünnungen aus pflanzlichen, tierischen und mineralischen Urstoffen am gesunden Menschen wirkten.

## Die Ähnlichkeitsregel

Hahnemann selbst, seine Kinder und andere Helfer nahmen winzige Dosen seiner zuvor verdünnten und verschüttelten Ursubstanzen ein und der Doktor dokumentierte akribisch, was dann in Körper und Seele der gesunden Probanden geschah. Diese entwickelten kurzzeitig Symptome, die sie zuvor nicht gehabt hatten und die ebenso schnell wieder verschwanden: Ihnen wurde heiß oder kalt, sie bekamen Anflüge von Kopf- oder Halsweh, Bauchkneifen oder Fieberattacken. Sie schliefen unruhig, träumten vom Fliegen, hatten brennenden Durst oder empfanden plötzlich ein seltsames Verlangen nach Süßem oder Saurem. So entstanden – Symptom für Symptom, Mittel für Mittel – Hahnemanns Lehrbücher, das wichtigste darunter wird Organon genannt.

### Erkenntnis eines Selbstversuchs

Man darf davon ausgehen, dass die Mutter der Hahnemann'schen Kinder, Henriette (geb. Küchler), nicht immer begeistert war vom Forscherdrang ihres Mannes. Doch Hahnemann blieb unbeeindruckt. Dem ungeheuren Schatz der Homöopathie auf der Spur, untermauerte er seine Theorie, die auf seinem berühmt gewordenen Selbstversuch mit Chinarinde gegen Malaria fußte: dass eine Arznei, die bei einem Gesunden bestimmte Symptome hervorrief, die gleichen Symptome bei einem Kranken heilen konnte. So entstand sein Leitsatz: »Similia similibus curentur« – »Ähnliches möge durch Ähnliches geheilt werden«.
Im Lauf der Zeit hat sich dieses Prinzip immer wieder bestätigt. Und so entstand auch der Name von Hahnemanns Heilmethode: Homöopathie (griech. homoios = ähnlich, pathos = Leiden).

INFO

**DAS EXPERIMENT MIT DER CHINARINDE**

Im Jahr 1790 wurde Hahnemann bei der Übersetzung eines medizinischen Fachbuchs auf die Chinarinde aufmerksam, die der Autor Dr. William Cullen gegen die Malaria empfahl. Um die Wirkung der Chinarinde zu testen, nahm Hahnemann geringe Mengen davon ein und entwickelte prompt Symptome, die denjenigen der Malaria ähnelten.

## Das Wirkprinzip

Neben der oben genannten Ähnlichkeitsregel und den Versuchen an gesunden Menschen ist das dritte wichtige Prinzip der Homöopathie die Potenzierung. Dabei wird der ursprüngliche Wirkstoff zunächst im Verhältnis 1:10 mit einem Alkohol-Wasser-Gemisch verdünnt und anschließend zehnmal verschüttelt. Dies geschieht, indem man das Fläschchen mit der Verdünnung genau nach Hahnemanns Vorschrift zehnmal auf ein Lederkissen klopft. So entsteht eine D1-Potenz. Nimmt man hiervon wiederum einen Teil und verdünnt und verschüttelt ihn erneut im Verhältnis 1:10, entsteht eine D2 und so weiter.

### Kraft durch Potenzieren

Das Entscheidende ist anscheinend die Verschüttelung, auch Dynamisation genannt. Hahnemann hatte dieses Wirkprinzip aufgrund seiner Erfahrungen erkannt, ohne den Wirkmechanismus genau nachvollziehen zu können. Aktuelle Forschungen geben seiner Vermutung Recht. Sie zeigen, dass Wirkstoffmoleküle (wie zum Beispiel aus der Arnica-Pflanze) offenbar an die Trägersubstanz (Alkohol-Wasser-Gemisch) andocken und auch dann noch wirksam bleiben, wenn sie mit herkömmlichen Methoden nicht mehr nachweisbar sind. Die Information bleibt nicht nur bestehen – sie verstärkt sich sogar noch weiter mit zunehmender Verdünnung und Verschüttelung und erreicht damit auch tiefere und bereits länger bestehende Schichten eines Krankheitsprozesses. Deshalb werden akute Symptome, wie wir sie hier in der »Magischen 11« für Kinder beschreiben, mit niedrigen Potenzen bis D12 oder C12 behandelt, länger andauernde mit höheren ab C30 bis zu C200 oder sogar noch höher. Für die Selbstmedikation bei akuten Beschwerden sind die Niedrigpotenzen in jedem Fall am besten geeignet und sehr gut wirksam.
Eine so feinstoffliche Methode wie die Homöopathie steht dem Glauben vieler Wissenschaftler, dass nur viel (Chemie) auch viel helfen kann, diametral gegenüber. Doch sie liegt auf einer Linie mit den neuesten Erkenntnissen der Nanotechnologie: Diese kann heute Reaktionen im menschlichen Körper nachweisen, die noch vor wenigen Jahren als nicht messbar galten.

INFO

**POTENZEN**

Bei D-Potenzen wird der Wirkstoff im Verhältnis 1:10 verdünnt und verschüttelt, bei C-Potenzen im Verhältnis 1:100, bei LM-Potenzen im Verhältnis 1:50 000. Ein Mittel wirkt umso tiefer, je öfter es verdünnt wird, also mit steigender Potenz.

# DIE MAGISCHE 11

Um zur einfachsten Lösung zu kommen, müssen Menschen oft komplizierte Wege gehen. Nur durch Erfahrung kann sich dann eine Landkarte der wichtigsten Arzneien herausbilden und auch die müssen in der Praxis getestet werden.

Schon Hahnemann fand im 19. Jahrhundert bestimmte Arzneien, die sich in der Therapie stetig wiederholten. Seine Aufzeichnungen zeigen, dass er in seinen letzten Jahren in Paris meist als erstes Mittel Sulfur ▸ **Seite 95** gab, damit sich das Gesamtbild klärte – um dann akut auftauchende Beschwerden mit dem jeweils individuell passenden Mittel zu behandeln.
In den Fünfzigerjahren des 20. Jahrhunderts entwickelte der österreichische Professor Dr. Mathias Dorcsi die sogenannten »bewährten Indikationen«, die heute die Grundlage in der klinischen homöopathischen Medizin bilden ▸ **Seite 27**: Nach Operationen gibt man Kindern Arnica, bei großer Angst und Panik Aconitum, bei Fieber mit Schwitzen, Delirium und glasigen Augen Belladonna – um drei Grundsäulen zu nennen.

## Das Wissen der Mütter

Was zu Beginn wie ein Wagnis aussah (wirkt homöopathische Medizin tatsächlich genauso gut oder manchmal sogar besser als allopathische?), verdichtete sich zunehmend zu einem Weg, auf den im 21. Jahrhundert unzählige Mütter und mittlerweile auch Väter bauen. Das systematische Wissen ging von den Urvätern der Homöopathie an die Kinderärzte der heutigen Generation, die wiederum ihr Wissen an die Mütter weitergaben. Aus dem, was Mütter und Väter in Kindergärten, auf Spielplätzen, in Büchern und in Arztpraxen erfuhren, haben sich die Meilensteine der homöopathischen Selbstmedikation entwickelt, die wir Ihnen ▸ **ab Seite 46** vorstellen.

## 11 Topmittel

Arnica, Aconitum, Belladonna, Chamomilla, Nux vomica, Phosphorus, Pulsatilla, Sulfur, Calcium phosphoricum, Calcium carbonicum und Natrium muriaticum: Das sind die Arzneien der magischen 11. Sie sind die Topmittel in ihrem jeweiligen Bereich, millionenfach bewährt und von jenen getestet und für gut befunden, die tagtäglich »am Patienten« sind – Eltern und Kinderärzte.

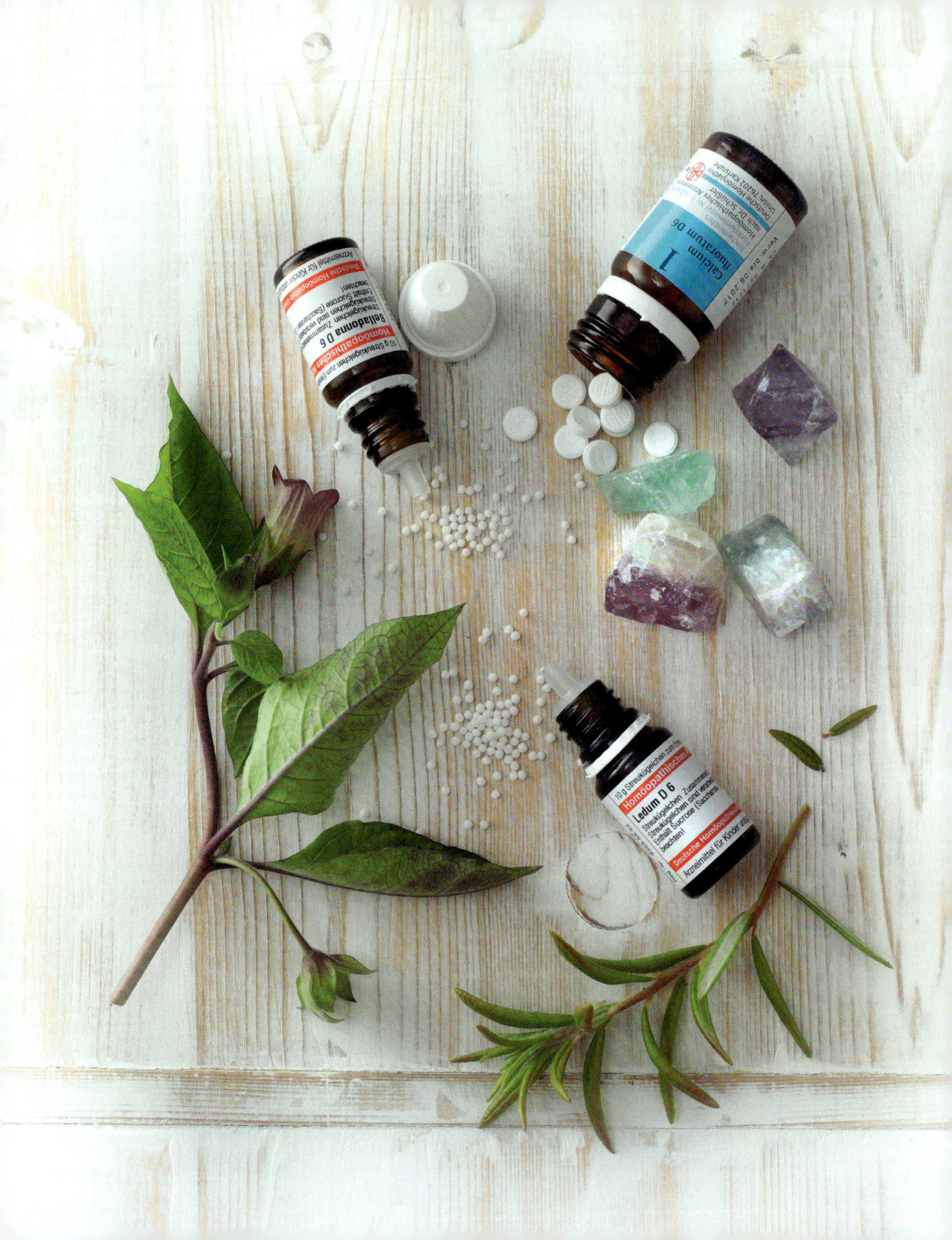
Belladonna D 6
Calcium fluoratum D6
Ledum D 6
Homöopathisches

# WICHTIGE MITTEL FÜR 11 SCHWACHSTELLEN

ERKENNEN SIE MITHILFE EINES EINFACHEN TESTS DIE GESUNDHEITLICHEN SCHWACHPUNKTE IHRES KINDES UND BEHANDELN SIE ES MIT DEM PASSENDEN HOMÖOPATHIKUM.

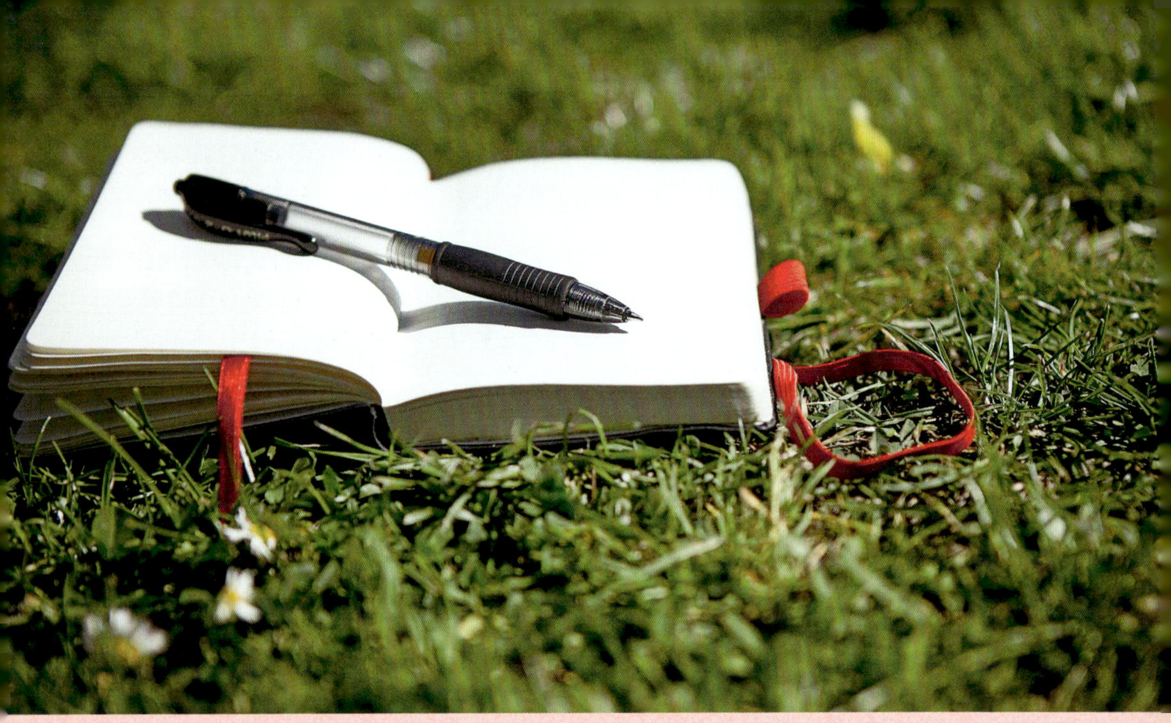

# DIE ANWENDUNG BEI KINDERN

Wird ein Baby geboren, kann man sich nicht sattsehen an diesem winzigen Wunder. Jede Eigenheit prägen sich Eltern ein: Ob es eher schmal und zartgliedrig ist oder rund und kompakt. Wie es trinkt, ob es spuckt und wie oft es eine neue Windel braucht. Ob es schreckhaft ist oder auch im größten Trubel schläft wie ein Stein. Ob es beim Herumfahren im Kinderwagen einnickt oder lieber getragen werden möchte. Mit dieser Beobachtungsgabe sind Eltern schon mitten auf dem homöopathischen Weg.

## Test für Eltern: Wo liegen die Schwachstellen Ihres Kindes?

Jede Eigenart, die Ihnen an Ihrem Kind auffällt, deutet bereits auf ein homöopathisches Mittel hin, das zu seinem besonderen Typ passt. Dabei muss Ihr Kind keineswegs krank sein, um seine Entsprechung in einem bestimmten Homöopathikum zu finden. Doch sollte es einmal krank werden, kann genau dieses Mittel, entsprechend der homöopathischen Ähnlichkeitsregel ▸ **Seite 31**, zu seinem Helfer werden.

Kreuzen Sie im Folgenden an, was Sie bei Ihrem Kind bisher beobachtet haben.

- Ihr Kind kommt häufig mit blauen Flecken, Prellungen oder Zerrungen nach Hause.
- Es möchte nicht angefasst werden und will gern allein sein.
- Das gilt auch, wenn seine Gefühle verletzt wurden.
- Wenn Ihr Kind Fieber bekommt, dann plötzlich und heftig, mit Kältewellen, die durch den ganzen Körper gehen.
- Es leidet an panischen Angstzuständen infolge von Schock oder auch vor bedrohlich scheinenden Ereignissen.

INFO

**DAS BRINGT IHNEN DIESER TEST**

Finden Sie anhand dieses Tests heraus, welche gesundheitlichen Störfälle im Leben Ihres Kindes immer wieder auftreten. Mit diesem Wissen können Sie vorsorgen und die passenden homöopathischen Mittel ab sofort immer parat halten.

- Wenn es sich erschreckt, kann es völlig aus der Spur geraten und in der Folge krank werden.
- Ihr Kind hat öfter klopfende Schmerzen oder eine Mittelohrentzündung oder Fieber, das sogar ein Delirium verursachen kann.
- Entzündungen an Haut und Schleimhäuten sind hochrot.
- Erkrankungen kommen heftig und plötzlich.
- Wenn Ihr Kind krank wird oder zahnt, möchte es nur herumgetragen werden; nichts kann es zufriedenstellen.
- Bei Fieber ist oft eine Wange rot und eine Wange blass.
- Der Bauch ist aufgetrieben, es leidet an sehr schmerzhaften Blähungskoliken im Nabelgebiet.
- Ihr Kind ist sehr gestresst und angespannt, was sich in Kopf- und Bauchschmerzen sowie Verstopfung äußern kann.
- Es leidet an Übelkeit und Brechwürgen, beispielsweise nach übermäßigem Essen oder verdorbener Nahrung.
- Ihr Kind ist sehr ehrgeizig, explosiv und immer der Wortführer.
- Bei Erkältungen sind die Bronchien sehr anfällig und das Kind neigt zu Lungenentzündungen.
- Ihr Kind hat einen Riesendurst und ist schlank, nervös, sehr beeindruckbar und bei Anstrengung schnell geschwächt.

- Kehle und Kehlkopf sind sehr schmerzempfindlich.
- Kälte- und Infektanfälligkeit lösen Beschwerden im HNO-Bereich aus, mit milden, gelblichen Absonderungen.
- Ihr Kind weint schnell, ist harmonie- und anlehnungsbedürftig.
- Wenn es getröstet wird, verbessern sich seine Beschwerden.
- Ihr Kind schwitzt schnell und mag sich nicht gern waschen.
- Es leidet unter roten Hautausschlägen, die stark jucken.
- Es steckt voller Ideen und Einfälle und ist ein kleiner Chaot.
- Ihr Kind leidet an Wirbelsäulen- und Wachstumsschmerzen.
- Es hat häufig Zahnungsbeschwerden, die von Durchfall begleitet sind.
- Es ist unruhig, unkonzentriert und hat Schulkopfschmerzen.
- Ihr Kind ist ein Wonneproppen, aber leider ständig erkältet, offenbar durch eine zugrunde liegende Abwehrschwäche.
- Seine Entwicklung scheint verlangsamt.
- Die Bäckchen sind oft rot und etwas entzündet.
- Ihr Kind fühlt sich traurig und zurückgesetzt durch die Geburt eines Geschwisterchens, weist aber Trost zurück.
- Es kann Kummer und Heimweh nur schwer verwinden.
- Seine typischen Beschwerden, zum Beispiel Lippenherpes, Kopfschmerzen oder Hautausschlag, verändern sich durch Sonne und Meer zum Besseren oder Schlechteren.

## Testauflösung

Jede der Farben in der Auflistung ist einer möglichen Schwachstelle zugeordnet. Je nachdem, welche Farbe(n) Sie wie oft angekreuzt haben (je öfter, desto stärker der Hinweis), treffen die entsprechenden Schwachstellen auf Ihr Kind zu. In der passenden Rubrik ▸ **ab Seite 45** finden Sie zunächst das Hauptmittel der magischen 11 für Kinder, das sich bei diesen Symptomen am häufigsten bewährt hat. Die Beschwerden, die sehr gut auf diese Arznei ansprechen, sind dort ausführlich beschrieben. Dazu haben wir jeweils drei weitere Mittel gestellt, die bei dieser speziellen Schwachstelle ebenfalls infrage kommen. Entscheidend ist, dass Sie anhand der Symptome dasjenige auswählen, das die Beschwerden Ihres Kindes so genau wie möglich widerspiegelt.

### WICHTIG

**DOMINIERENDE FARBEN**

**Wenn Sie eine Farbe dreimal angekreuzt haben, ist das ein deutlicher Hinweis, dass das entsprechende Hauptmittel der magischen 11 perfekt zum Typ Ihres Kindes passt.**

TIPP

**GEWUSST WO … SIE NACHSCHLAGEN KÖNNEN**

In unserem Beschwerdenregister ▸ **Seite 125** sind noch einmal die meisten Symptome und Beschwerden, die wir in diesem Buch behandeln, als Stichworte aufgelistet. So finden Sie immer schnell zur passenden Arznei.

### SCHWACHSTELLEN UND HAUPTMITTEL DER MAGISCHEN 11

- Verletzungen: Arnica ▸ **Seite 46** ist die unangefochtene Nummer eins bei Beulen, blauen Flecken, vor dem Zahnarzt und auch nach Operationen.
- Fieber: Aconitum ▸ **Seite 53** ist nicht nur ein hervorragendes Fiebermittel, sondern auch erstklassig bei Schock und Schreck.
- Entzündungen: Die oft heftig verlaufenden fieberhaften Infektionen sprechen meist gut auf Belladonna ▸ **Seite 60** an.
- Koliken und Blähungen: Chamomilla ▸ **Seite 67** wirkt Wunder, wenn das Baby sich krümmt und allenfalls durch Umhertragen zu beruhigen ist.
- Durchfall und Verstopfung: Ist der noch sehr empfindsame Organismus überreizt, sowohl auf der seelischen als auch auf der körperlichen Ebene, hat sich Nux vomica ▸ **Seite 74** bewährt.
- Husten, Bronchitis, Lungenentzündung: Phosphorus ▸ **Seite 81** kann helfen, diesen Teufelskreis rechtzeitig zu unterbrechen.
- Hals, Nase, Ohren, Augen: Pulsatilla ▸ **Seite 88** ist die passende Arznei für besonders zarte und anhängliche Gemüter, bei denen die Symptome, anders als bei Belladonna, eher mild verlaufen.
- Haut: Sulfur ▸ **Seite 95** ist eine der wichtigsten Arzneien bei juckenden Ausschlägen, aber auch zur systemischen Reinigung nach Antibiotika.
- Zähne: Bei Kindern, die Calcium phosphoricum ▸ **Seite 102** brauchen, kommen die Zähne nur schwer und auch das Knochenwachstum braucht oft einen Anstoß.
- Immunsystem: Calcium carbonicum ▸ **Seite 109** ist eines der bewährtesten Kindermittel, wenn die Kinder fröhlich, ein bisschen mollig und ständig erkältet sind.
- Psyche und Schlaf: Natrium muriaticum ▸ **Seite 116** wird immer wieder erfolgreich bei chronischem und scheinbar untröstlichem Kummer eingesetzt, flankiert von weiteren sanften Seelenhelfern.

## Das passende Mittel bei Erkrankungen finden

Wenn Sie bei Ihrem Kind eine homöopathische Arznei einsetzen wollen, sollten Sie es zunächst aufmerksam beobachten. Die folgenden Hinweise führen Sie dann zum passenden Mittel:

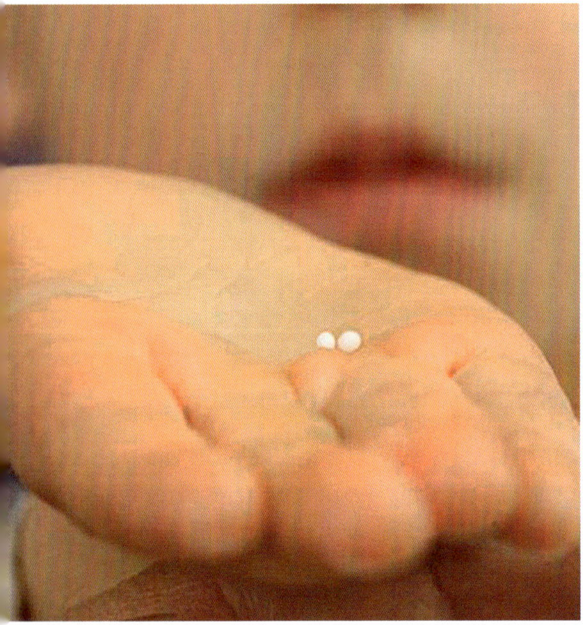

Globuli sind leicht zu dosieren und schmecken obendrein gut.

- Ort der Symptome, wie Kopf, Brust oder Knie,
- Auslöser der Beschwerden, zum Beispiel Kälte, Zahnung oder ein bestimmtes Nahrungsmittel,
- Umstände (Modalitäten), unter denen sich die Beschwerden bessern oder verschlechtern, wie Temperatur oder Tageszeit.

Je genauer Sie mithilfe dieser drei Koordinaten das Beschwerdebild eingrenzen, umso genauer passt am Ende die Arznei aus der magischen 11 ▸ **ab Seite 46** und umso schneller kann sie wirken.

## Welche Potenz?

Bei akuten Symptomen hat sich eine D12 oder C12 immer wieder bewährt. Sie löst bereits einen kräftigen Heilreiz aus, doch spätestens innerhalb eines halben Tages hat sich die Wirkung verflüchtigt. Das ist auch deshalb günstig, weil sich Symptome verändern können und Sie unter Umständen das Mittel wechseln müssen. Wenn Sie mit den Potenzen D12 oder C12 (oder darunter) arbeiten, sind Sie auf der sicheren Seite. Die verschiedenen Arzneien überlagern sich im Zweifelsfall nicht und Sie können gut beobachten, was wann und wie lange bei Ihrem Kind wirkt.

Aus genau demselben Grund ist es auch wichtig, dass Sie nicht mit höheren Potenzen (über D30 oder C30), geschweige denn mit Hochpotenzen (ab D200 oder C200) herumexperimentieren. Deren Wirkung dauert unter Umständen Wochen oder sogar Monate an. Wenn dann noch mehrere Mittel gleichzeitig oder kurz hintereinander gegeben werden, gerät nicht nur der Organismus des Kindes durcheinander, Sie wissen auch nicht mehr, was ihm tatsächlich geholfen hat. Außerdem lösen Sie unter Umständen Symptome im Sinne einer Erstverschlimmerung aus, die nur ein Experte den jeweiligen homöopathischen Arzneien zuordnen kann. Dementsprechend sollte auch nur ein solcher Experte die Hochpotenzen einsetzen. Ein Kinderarzt, der sowohl mit Schulmedizin als auch mit Homöopathie gut vertraut ist, wäre in dieser Hinsicht die ideale Anlaufstelle. Ebenso gut: ein schulmedizinischer Kinderarzt, der bereit ist, mit einem homöopathisch erfahrenen Heilpraktiker zusammenzuarbeiten (und umgekehrt). Wichtig ist, dass alle im Sinne des Kindes mit Ihnen als Eltern an einem Strang ziehen!

## Wie viel, wie oft, wie lange?

In der Homöopathie verwendet man bei Kindern vier verschiedene Darreichungsformen (Gaben), die je nach Alter in ihrer Wirkung alle gleichermaßen stark sind.

- Babys im ersten Lebensjahr gibt man 1 Kügelchen.
- Kleinkinder bis zu 3 Jahren erhalten 3 Kügelchen beziehungsweise eine halbe Tablette.
- Kinder von 3 bis 14 Jahren bekommen 5 Kügelchen beziehungsweise 1 Tablette.
- Jugendliche ab 14 Jahren nehmen 5 Kügelchen beziehungsweise 5 Tropfen oder 1 Tablette.

Ist das passende Mittel gefunden, hängt es immer von der Intensität der Beschwerden ab, wie oft Sie es Ihrem Kind geben.

- Im hochakuten Stadium, wenn zum Beispiel Fieber plötzlich stark ansteigt (wie bei Aconitum ▸ **Seite 53**), geben Sie Ihrem Kind jeweils eine Dosis der passenden Arznei alle 1 bis 30 Minuten, jedoch nicht öfter als 10- bis 15-mal nacheinander.

**WICHTIG**

**POTENZ UND DOSIERUNG**
**Überall dort, wo im Buch zu einem Mittel nicht speziell eine Potenz angegeben ist, verwenden Sie am besten die Potenz D12. Und soweit keine spezielle Dosierung angegeben ist, gelten die Vorgaben auf dieser Seite.**

- Eine Alternative dazu ist bei Kindern die Wasserglasmethode: Sie rühren 5 Globuli mit einem Plastiklöffel in ein Glas mit 200 Milliliter kaltem Wasser und geben dem Kind alle 1 bis 30 Minuten einen Schluck davon. Rühren Sie vorher jedes Mal wieder kräftig um.
- Im akuten Fall wird eine Gabe (je nach Alter, siehe oben) alle ein bis zwei Stunden, jedoch nicht länger als über einen Tag gegeben. Wenn Sie merken, dass sich die Symptome verbessern, verlängern Sie die Abstände – immer stundenweise – auf drei, vier, fünf oder sechs Stunden.
- Danach gibt man die Arznei dreimal täglich, bis die Beschwerden vollständig verschwunden sind.

Dass eine Behandlung anschlägt, merken Sie daran, dass sich zunächst das Allgemeinbefinden Ihres Kindes fühlbar bessert: Es wirkt frischer, aufgeweckter und insgesamt weniger jämmerlich. Erst danach verschwinden

INFO

**GLOBULI, TROPFEN, TABLETTEN**

Homöopathische Mittel sind in verschiedenen Darreichungsformen erhältlich: als Globuli (Kügelchen auf Rohrzuckerbasis), alkoholische Tropfen oder als Tabletten (auf Milchzuckerbasis).

Grundsätzlich sind Globuli für Kinder am besten geeignet. Sie sind alkoholfrei und klein genug, um sie auch Säuglingen in die Wange zu schieben. Sie enthalten zudem weder Laktose noch Gluten, die zunehmend für Allergien verantwortlich sind.

die körperlichen Symptome. Verschlechtert sich hingegen sein seelisches Befinden – es wird apathischer, teilnahmsloser, weinerlicher –, passt das Mittel nicht. Prüfen Sie in diesem Fall noch einmal die Symptome, um ein besser passendes Mittel zu finden.

## Die Grenzen der Selbstbehandlung

Wenn sich der Zustand Ihres Kindes innerhalb der ersten 48 Stunden nicht verbessert oder sogar verschlechtert, sollten Sie einen Arzt aufsuchen. Dasselbe gilt, wenn Ihnen Symptome sehr heftig, ungewöhnlich oder gar bedrohlich erscheinen. Eltern haben im Normalfall eine Art eingebautes Alarmlämpchen – vertrauen Sie Ihrem Instinkt! Das gilt ebenso, wenn Symptome nicht wirklich verschwinden oder immer wieder aufflammen. In diesem Fall wird ein homöopathischer Therapeut eine konstitutionelle Behandlung empfehlen. Dabei werden nicht nur akute Symptome behandelt, sondern der Gesamtzustand des Kindes wird berücksichtigt, mit all seinen angeborenen und erworbenen Schwachstellen.

Das Problem schulmedizinischer Behandlungen ist, dass Symptome, die durch Medikamente unterdrückt wurden, von einem Ort an den anderen verschoben werden können. Aus Hautsymptomen wird plötzlich Asthma. Auf Scharlach, der mit Antibiotika behandelt wurde, folgt einige Wochen später vielleicht eine Nierenbeckenentzündung. Nach einer Impfung erkrankt das Kind auf einmal an Lungenentzündung. Für einen Homöopathen sind solche möglichen Zusammenhänge sehr wichtig. Man kann sie behandeln – aber das braucht Erfahrung.

Idealerweise wird schon eine werdende Mutter von einer Hebamme homöopathisch begleitet. Denn während der Schwangerschaft ist es wichtig, jemand Erfahrenen an der Seite zu haben. Auch wenn das Kind geboren ist, ist es beruhigend, einen Arzt oder eine Ärztin im Hintergrund zu wissen, der oder die sich gleichermaßen gut mit Homöopathie und Schulmedizin auskennt.

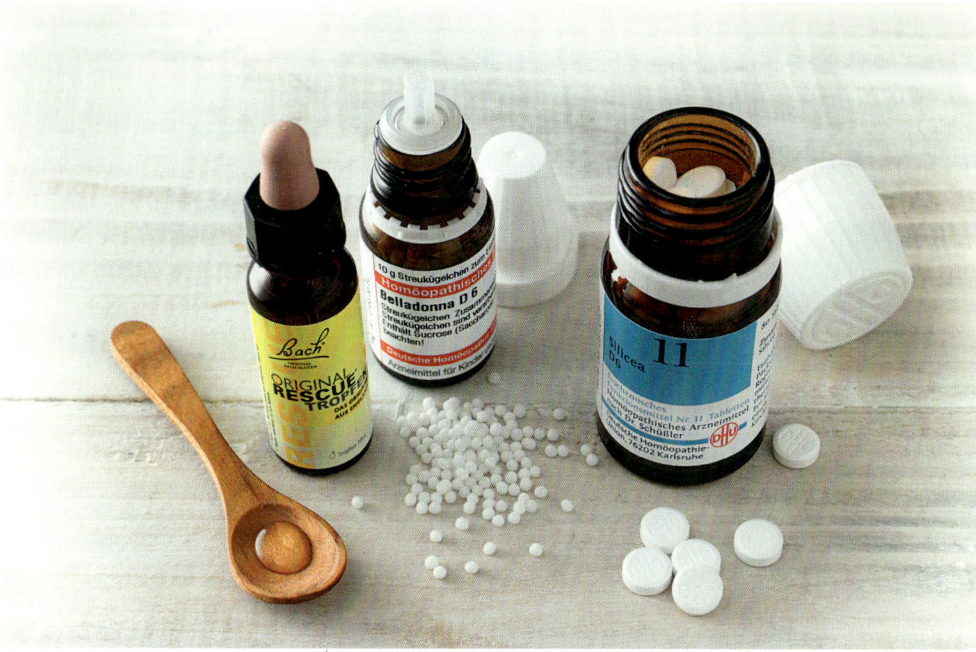


Homöopathische Mittel können in verschiedenen Formen verabreicht werden: als Tinktur beziehungsweise Tropfen, als Globuli (Kügelchen) sowie als Tabletten.

## WICHTIG

### NICHT ZU VIEL DES GUTEN

Manche Eltern geben ihrem Kind eine homöopathische Arznei, weil sie es in einem bestimmten Typ wiedererkennen. Doch der persönliche Ausdruck seines Charakters – zum Beispiel harmoniebedürftig wie Pulsatilla ▸ Seite 88 oder ehrgeizig wie Nux vomica ▸ Seite 74 – ist kein Ausdruck von Krankheit! Eine homöopathische Arznei gibt man erst dann, wenn das Übermaß einer bestimmten Charaktereigenschaft das Kind krank zu machen beginnt. Gibt man sie ohne Grund und über längere Zeit, erzeugt sie die Symptome, die man eigentlich verhindern möchte ▸ Seite 31.

# OFT GEFRAGT

**Wann soll mein Kind die Globuli nehmen?**
Am besten eine halbe Stunde vor oder nach dem Essen.

**Was ist, wenn ich die passende Potenz nicht im Haus habe?**
Wählen Sie in diesem Fall eine niedrigere Potenz, unter D12 oder C12. Lesen Sie aber immer vor Einnahme die Packungsbeilage.

**Kann ich auch mehrere Mittel gleichzeitig geben?**
Ja, zwei bis maximal drei Arzneien in niedriger Potenz kann man gleichzeitig einsetzen, wenn die Symptome zu passen scheinen. Allerdings sollte man bei der Gabe je einen Abstand von 15 bis 30 Minuten einhalten.

**Können Nebenwirkungen auftreten?**
Im Normalfall nicht. Unter Umständen kann es zu einer schnell vorübergehenden Erstreaktion, also einer Verstärkung der bereits vorhandenen Symptome kommen. Homöopathen werten dies als gutes Zeichen, dass das Mittel passt.

**Gibt es Wechselwirkungen mit anderen Medikamenten?**
Nein, Homöopathie lässt sich mit allen schulmedizinischen und naturheilkundlichen Verfahren gut kombinieren.

**Kann ich Homöopathie unbedenklich während der Schwangerschaft und Stillzeit anwenden?**
Grundsätzlich ja, doch fragen Sie Ihre Hebamme oder Ihren Frauenarzt, damit keine Blutungen ausgelöst werden.

**Kann ich andere Medikamente weglassen, wenn mein Kind homöopathische bekommt?**
Sie sollten das niemals tun, ohne den behandelnden Arzt zu fragen! Oft kann Homöopathie die Behandlung jedoch Stück für Stück ersetzen.

**Kann ich Homöopathika überdosieren?**
Nicht, wenn Sie sich an den vorgegebenen Empfehlungen in diesem Ratgeber orientieren. Verzichten Sie darauf, Ihrem Kind auf eigene Faust höhere Potenzen über D30 oder C30 zu geben. Sollte es versehentlich passiert sein, fragen Sie umgehend Ihren Therapeuten oder Apotheker. Die Wirkung der Mittel lässt sich »herunterbremsen«.

**Wie bewahre ich die Homöopathika auf?**
Am besten lagern Sie die Mittel dunkel und kühl in einem Schrank oder Etui. Achtung: Ätherische Öle, Kaffee, Handy- und Röntgenstrahlen können die Wirkung beeinträchtigen!

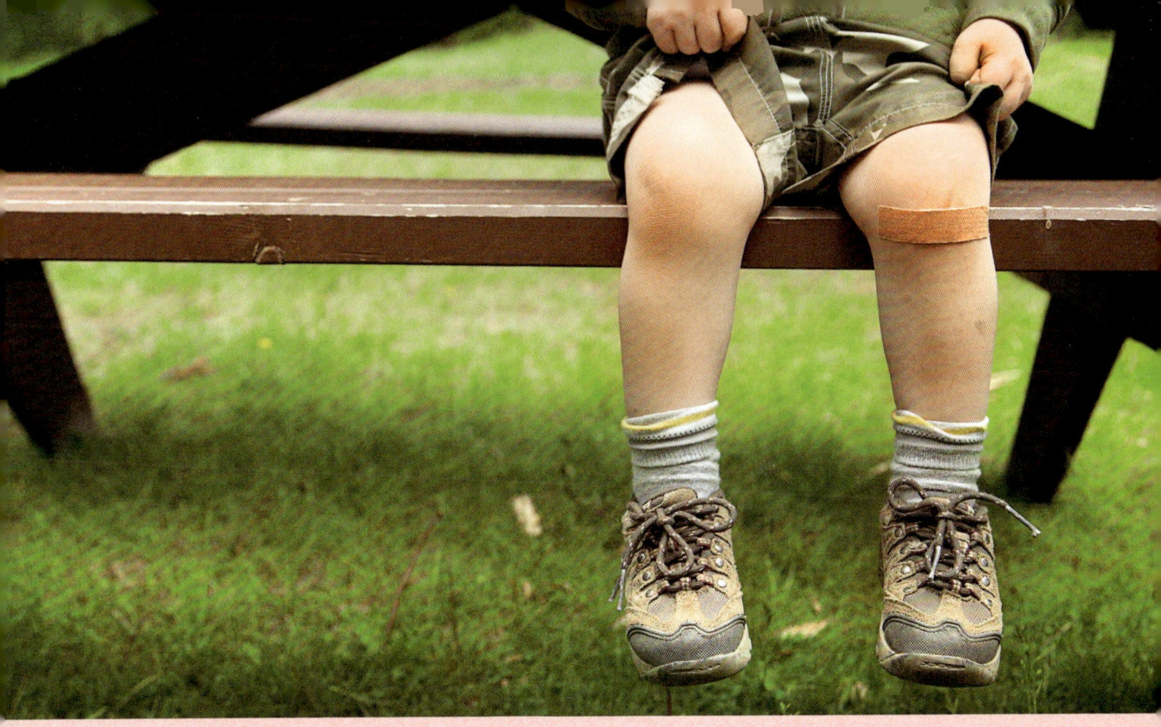

# VERLETZUNGEN

Kinder sollten nicht in Watte gepackt werden. Sie müssen ihre eigenen Erfahrungen machen. Laufen lernen, Sandkastenschlachten, das erste Fahrrad oder Skateboard, Rangeleien im Kindergarten und auf dem Schulhof: Wenn ein Kind die Welt entdeckt, brauchen Eltern allerdings starke Nerven. Ihr bester Freund in dieser Zeit ist Arnica – bei kleinen und größeren Unfällen. Die unangefochtene Nummer 1 der Homöopathie bewährt sich täglich als Notfallhilfe bei nahezu allen Arten von Verletzungen. An diese Arznei sollten Sie in solchen Fällen immer als Erstes denken.

Die drei Helfermittel von Arnica sind: Ledum, wenn die Verletzungen punktförmig sind – etwa bei Insektenstichen und Bisswunden. Hypericum, wenn die Nerven beruhigt werden müssen, und schließlich Symphytum im Falle von Knochenverletzungen.

## Arnica: der Bergdoktor

Die Pflanze Arnica montana – der Bergwohlverleih – wächst dort, wo Bergwanderer ins Straucheln geraten und sich in der Folge blaue Flecken, Prellungen, Verstauchungen und Zerrungen zuziehen. Bei genau diesen und vielen anderen Zuständen wirkt die sattgelbe Arnica, die dort am Wegesrand zu finden ist. Für die Herstellung der homöopathischen Arznei verwendet man die getrocknete Wurzel.

### Zustand und Typ Ihres Kindes

Grundsätzlich gilt, dass dieses Mittel die erste Wahl bei akuten stumpfen Traumata ist. Sie sollten immer ein Fläschchen mit Arnica D12 in der Tasche haben. Denn mit der Gabe dieser hochpotenten Arznei können Sie nicht falsch liegen, wenn Ihr Kind sich gestoßen hat, gestürzt ist, sich Prellungen oder Verstauchungen zugezogen hat.

Weitere wichtige Hinweise auf Arnica kann auch der Seelenzustand Ihres Kindes liefern: Es ist mürrisch, will nicht angesprochen und auch nicht angefasst werden. Vielleicht behauptet es sogar, dass alles in Ordnung sei, obwohl die körperlichen Zeichen eine ganz andere Sprache sprechen. Ihr Kind ist womöglich übernervös, reagiert äußerst empfindlich auf jede Berührung und kann keinen Schmerz ertragen.

**Herumtollen muss sein – und wenn's mal wehtut, ist dagegen ein Kraut gewachsen: Arnica.**

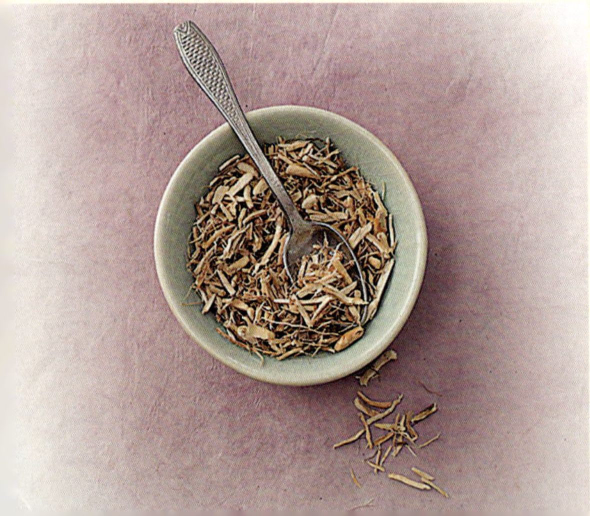

WICHTIG

**BEI VERLETZUNGSSCHOCK**

In dem Fall kommt vor Arnica noch das homöopathische Mittel Aconitum ▸ Seite 53. Schieben Sie 3 Kügelchen einer D12-Potenz in die Wange Ihres Kindes.

### Was liegt vor?

Ihr Kind hat eine Verletzung erlitten. Dabei ist es wichtig, die seelischen Zeichen mit zu berücksichtigen. Denn Arnica ist auch dann noch hilfreich, wenn die eigentliche Verletzung längst abgeheilt zu sein scheint, aber der Seelenzustand der gleiche geblieben ist. Vielleicht treten sogar wieder die alten Schmerzen auf, wenn Sie über das vergangene Ereignis sprechen. Die Pflanze hilft offenbar, das Schmerzgedächtnis, das sich durch nur mühsam heilende Traumata und Verletzungen bilden kann – auf der körperlichen wie auf der seelischen Ebene –, wieder zu löschen. Denken Sie deshalb bei der oben beschriebenen Befindlichkeit auch nach einer lange zurückliegenden Rauferei Ihres Kindes in der Schule an Arnica. Oder nach ruppigen Sportaktivitäten, bei denen aus Freunden Gegner werden. Immer wenn Sie den Verdacht haben, dass nicht nur der Körper, sondern auch die Seele Ihres Kindes im bildlichen Sinne blaue Flecken davongetragen hat, kann Arnica selbst nach Wochen, Monaten und Jahren viel Gutes bewirken.

## Hier hat sich Arnica bewährt

Arnica hilft bei Blutergüssen, Prellungen, Verstauchungen, Verrenkungen, Quetschungen, Blutungen, Muskel- und Gelenkschmerzen, Ischias und Hexenschuss, aber auch beim Sport gegen Muskelkater (sowohl vorbeugend als auch danach). Außerdem ist diese Arznei ein wichtiger Begleiter bei medizinischen Eingriffen: vor dem Ziehen eines Zahnes oder vor und nach chirurgischen Eingriffen. Nach der Entbindung hilft es sowohl der Mutter als auch dem Baby. Das Prellungs- und Stauchungsgefühl im Becken der Mutter verschwindet, Flüssigkeitseinlagerungen in den Geweben werden schneller abgebaut. Wurde ein Baby mit Saugglocke oder Zange entbunden, hilft Arnica bei der Abheilung der Spuren am Köpfchen. Das Mittel verhindert insgesamt Entzündungen, beschleunigt die Wundheilung und ist auch bei Pusteln, Furunkeln und anderen Eiterungen hilfreich.

## Typische Auslöser der Beschwerden

Verletzungen aller Art, Überanstrengung und Übermüdung

## Diese Symptome Ihres Kindes sprechen für Arnica

- Es fühlt sich wund und lahm, wie geprügelt oder verrenkt.
- Nicht nur die verletzte oder entzündete Stelle ist überempfindlich, sondern sein ganzer Körper.
- Ihr Kind will nicht berührt werden.
- Sein Bett erscheint ihm zu hart, auch mit weichen Decken.
- Obwohl es Schmerzen hat, muss Ihr Kind sich bewegen.

### TIPP

**GEWUSST WIE**

Handelt es sich um eine Verletzung der Sehnen und Bänder, erfordert diese eher Ruta D12. Nach Operationen und Schnittwunden wenden Sie zusätzlich zu Arnica am besten Staphisagria D12 an (Dosierung ▸ **Seite 41**).

- Es leidet unter großer Schwäche und Erschöpfung.
- Es hat Glieder- oder Körperschmerzen und Muskelkater.
- Ihr Kind fühlt Blutandrang zum Kopf mit Ohrensausen, Benommenheit sowie kalten Händen und Füßen.

### Äußerliche Behandlung

Arnica wirkt auch sehr gut, wenn Sie das Mittel als Salbe oder Tinktur äußerlich auftragen – besonders bei Blutergüssen, Prellungen sowie Schwellungen aufgrund von Verletzungen.

### Modalitäten

Die Beschwerden der kleinen Patienten, die Arnica brauchen, verschlechtern sich durch die geringste Berührung, Bewegung und feuchte Kälte. Besser werden sie hingegen durch Ruhe, Liegen und Tieflage des Kopfes.

### Potenz, Dosierung und Anwendung

Erste-Hilfe-Maßnahmen haben, wenn notwendig, natürlich immer Vorrang. Ansonsten hat sich Arnica D12 oder (als einmalige Gabe) Arnica C30 für die Selbstbehandlung bewährt (Dosierung ▸ Seite 41).

### Wichtige Mittel bei Verbrennungen und Entzündungen

**Apis** ▸ Seite 98: blassrote, glänzende, geschwollene Haut

**Arnica:** Haut ist dunkelrot und berührungsempfindlich

**Belladonna** ▸ Seite 60: knallrote Haut und pochende Schmerzen

**Cantharis** ▸ Seite 63: Blasenbildung und starke, brennende Schmerzen

### Wichtige Mittel bei Augenverletzungen

**Aconitum** ▸ Seite 53: Fremdkörper löst Schmerzen aus

**Arnica**: bei jeglicher Verletzung zur besseren Heilung

**Euphrasia** ▸ Seite 93: homöopathische Wunderwaffe bei allen Augenbeschwerden

**Staphisagria** ▸ Seite 105: bei Schnittverletzungen, am besten nach Aconitum gegen den Schock und im Wechsel mit Arnica

**Mittel beim blauen Auge:** ▸ Seite 49

WICHTIG

**WAS TUN BEI OFFENEN WUNDEN?**

Arnica-Salbe ist bei offenen Wunden nicht geeignet, weil sie Entzündungen und allergische Reaktionen auslösen könnte. Ist die Haut äußerlich verletzt, empfiehlt sich eine verdünnte Calendula-Tinktur oder eine Ringelblumensalbe. Hypericum, das Johanniskraut, hilft als Salbe oder Tinktur sehr gut bei Schürfwunden.

## Ledum: bei Stich- und Bisswunden

Bei allen punktförmigen Verletzungen, ob durch Dornen, Nägel, Splitter, einen Seeigel oder Tierbisse, sowie bei Zecken- oder Insektenstichen hilft der Sumpfporst (Ledum) zur besseren Wundheilung und Vermeidung von Entzündungen. Und bei einer weiteren Indikation hat er sich bewährt: beim blauen Auge durch Schlag oder Stoß.

**Bewährt bei:** Stichen, Bissen, punktartigen, in die Haut eingedrungenen Verletzungen, Hämatom im Augenbereich mit Bildung eines »Veilchens«, etwa durch einen Ball

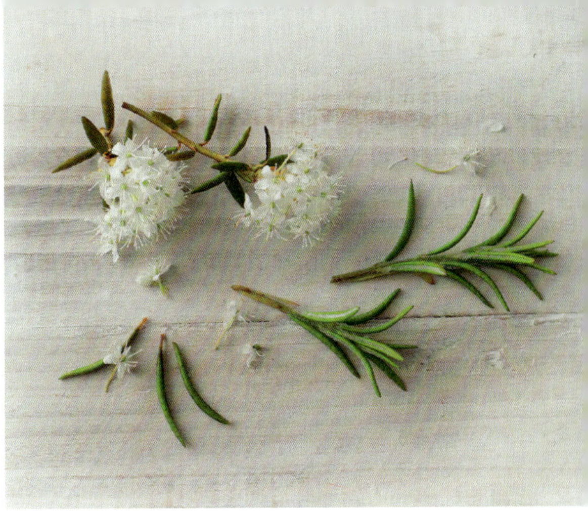

Ledum gilt als hervorragendes Mittel bei Stichwunden und beim »blauen Auge«.

### Die wichtigsten Symptome und Anwendungsgebiete

- Stichwunden (durch Dornen, Nadeln, Nägel, Splitter)
- Insektenstiche, etwa von Mücken, Bienen, Wespen (auch Apis ▸ **Seite 98**), die kaum anschwellen, aber stark jucken
- Zeckenstiche (zur Vermeidung von Entzündungen)
- Tierbisse, auch von Spinnen (auch Echinacea ▸ **Seite 112**)
- Blaues Auge durch Schlag oder Stoß
- Verletzte Stelle fühlt sich kalt an, Muskeln in der Nähe können zucken
- Wärmeanwendung verschlechtert, kalte Anwendungen bessern die Beschwerden

**INFO**

**SCHON GEWUSST?**

Vor Einführung der Impfung wurden Ledum und Hypericum ▸ **Seite 50** von Homöopathen als Prophylaxe gegen eine mögliche Tetanusinfektion eingesetzt.

### Wichtige Mittel bei Stichwunden

**Apis** ▸ **Seite 98**: allergisch, heiß, blassrot, geschwollen, stechend (wie ein Bienenstich), Kälte bessert

**Hepar sulfuris** ▸ **Seite 64**: eitrig, extrem schmerzhaft, Besserung durch Wärme

**Ledum:** kaum geschwollen, stark juckend, Kälte bessert

**Silicea** ▸ **Seite 114**: treibt Fremdkörper aus, eitrig, Wärme bessert

## Hypericum: der Nervendoktor

Ob sich Ihr Kind nun die Finger einklemmt, aufs Steißbein fällt oder mit dem Kopf gegen einen Laternenpfahl rennt: Es gibt kaum ein homöopathisches Mittel, das so beruhigend auf die Nerven wirkt wie Hypericum, allseits bekannt als Johanniskraut. Denken Sie deshalb bei allen Verletzungen, bei denen Nerven stark beteiligt sind, an diese Pflanze. Offenbar hilft sie, diese zu regenerieren. Die Tinktur gilt auch als Wundheilmittel.

**Bewährt bei:** Verletzungen und Quetschungen von Nerven, also bei Prellungen beispielsweise der Wirbelsäule (besonders bei Prellungen des Steißbeins!) und des Schädels; auch bei Schürfwunden sowie ganz generell zur Wundheilung (äußerliche Anwendung als verdünnte Hypericum-Tinktur, siehe Tipp)

Johanniskraut ist seit der Antike als Wundheilmittel bekannt.

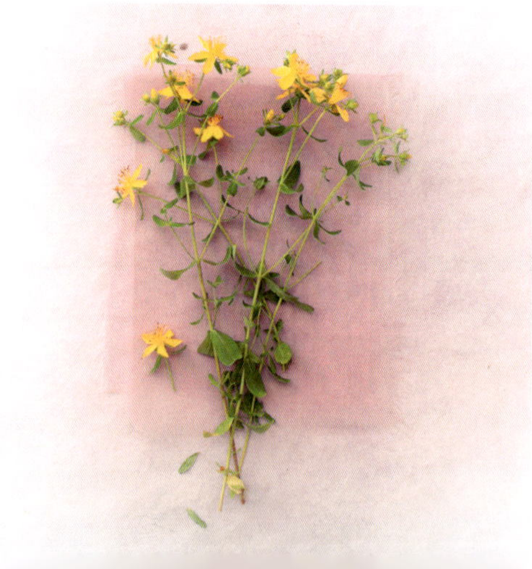

### TIPP

**HYPERICUM-TINKTUR**

Die Hypericum-Tinktur empfiehlt sich zur raschen Abheilung von Wunden, Pickeln, Mundgeschwüren. Verdünnen Sie die Tinktur 1:10 mit keimfreiem Wasser für Kompressen, zum Abtupfen und Waschen.

### Die wichtigsten Symptome und Anwendungsgebiete

- Prellungen des Rückens oder Steißbeins
- Sehr bewährt bei gequetschten Fingern und Zehen mit drückenden, hämmernden Schmerzen
- Schießende oder ziehende Nervenschmerzen, wie Stromschläge, auch mit Taubheitsgefühl, Kribbeln und Ameisenlaufen in den Nerven (von Armen oder Beinen) oder dem verletzten Körperbereich
- Schleudertrauma, Gehirnerschütterung oder Schädelprellung mit Kopfschmerzen, Schwindel, Benommenheit
- Nervenschmerzen, die die Wirbelsäule hinauf- oder hinunterwandern, die extrem druckempfindlich ist
- Verletzung der Nerven durch Zangengeburt
- Operations-, Stich-, Biss-, Schürfwunden
- Neuralgische Schmerzen nach Zahnbehandlung

## Symphytum: der Knochendoktor

Zur Anregung der Heilung von Knochenbrüchen, bei Knochenprellungen ganz allgemein, besonders aber im Gesicht und bei umgeknickten Knöcheln wird in der Homöopathie seit langem der Beinwell (Symphytum) erfolgreich eingesetzt.

**Bewährt bei:** Knochenbrüchen, Knochen- und Knochenhautverletzungen und bei Prellungen des Auges

### Die wichtigsten Symptome und Anwendungsgebiete

- Beschleunigte Heilung bei Knochenbrüchen, auch bei unvollständigen Knochenbrüchen im Kindesalter (Grünholzfraktur – dadurch, dass die Knochen noch so weich und elastisch sind, brechen sie oftmals nur an, daher »Grünholz«) oder beim Bruch des Schlüsselbeins während der Geburt

**TIPP**

**BLAUES AUGE**

Hier fördert Symphytum die Rückbildung des Blutergusses im täglichen Wechsel mit Ledum ▸ **Seite 49**, besonders, wenn auch die Gesichtsknochen geprellt sind.

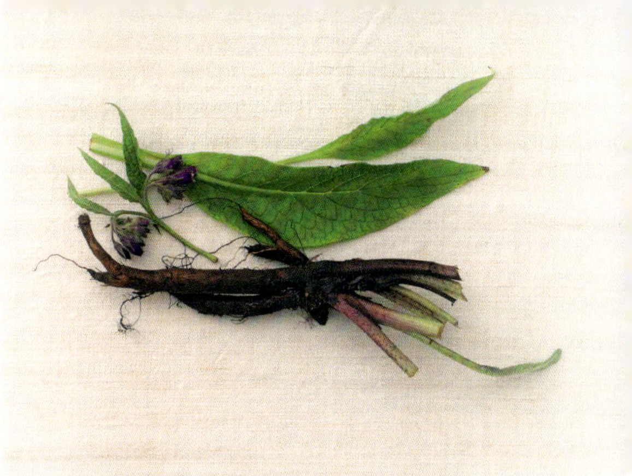

Das alte Wort »wallen« in Beinwell bedeutet »zuwachsen«.

- Verdrehen von Gelenken
- Schwellung und starker, stechender Schmerz des verletzten Knochengewebes
- Verletzung und Prellung des Augapfels und der Gesichtsknochen (wie Nasenbein) nach Stoß oder Rauferei

**Äußerliche Anwendung** bei Verletzungen der Knochen(haut) und Verdrehungen von Gelenken: Umschläge mit Kytta-Salbe®, ein Pflanzenbrei aus der Beinwell-Wurzel

## Wichtige Mittel für Knochen, Bänder, Sehnen und Gelenke

**Arnica** ▸ **Seite 46**: erstes Verletzungsmittel

**Calcium phosphoricum** ▸ **Seite 102**: zum Knochenaufbau

**Rhus toxicodendron** ▸ **Seite 58**: typisch: leichte Bewegung bessert

**Ruta D12:** großes Knochenhaut-, Sehnen-, Gelenkmittel

**Symphytum:** Knochenbruch, Prellung, umgeknickte Knöchel

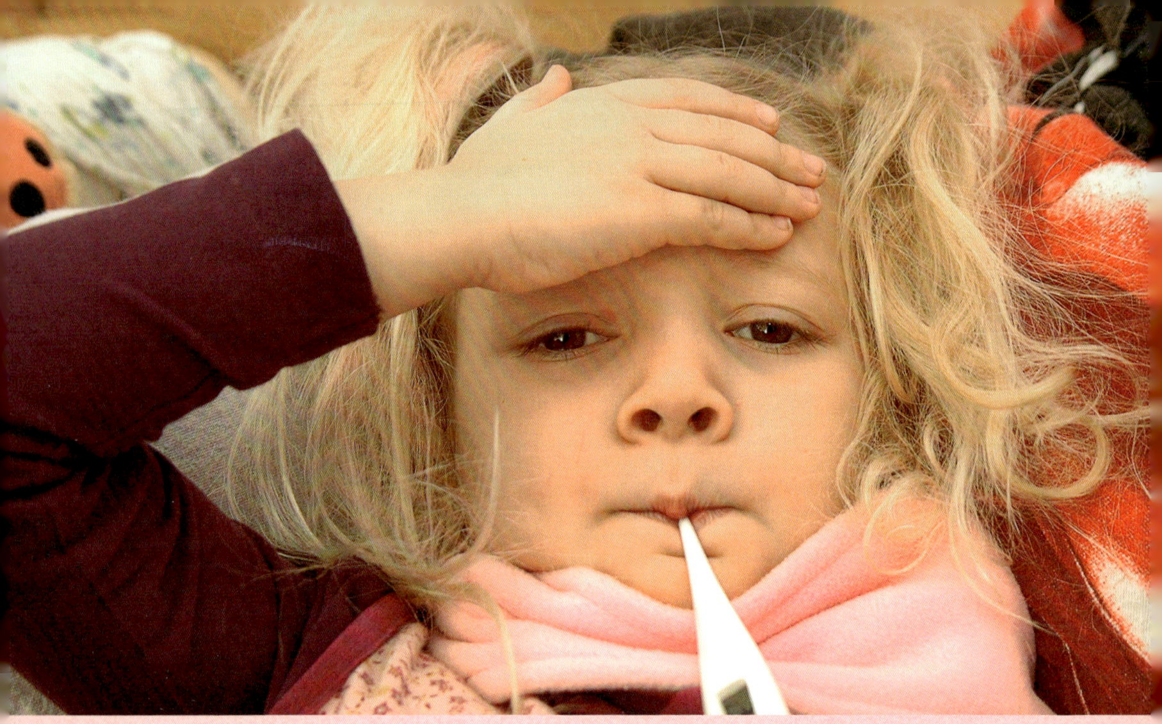

# FIEBER

Wenn die Temperatur Ihres Kindes ansteigt, ist das vom Grundsatz her ein gutes Zeichen. Der Organismus reagiert damit auf eine »feindliche Belagerung« durch Krankheitserreger. Der Fieberanstieg zeigt in einem solchen Fall: Das Abwehrsystem hat die Bedrohung bemerkt. Helfer werden in Stellung gebracht, um die Infektion zu bekämpfen. Das Fieber selbst ist keine Krankheit, sondern – ganz im Gegenteil – die Antwort der Natur, um das Gleichgewicht der Kräfte wiederherzustellen.

Das Mittel der Wahl bei heftig auftretendem Fieber ist Aconitum. Flankiert wird es von den drei Helfermitteln Ferrum phosphoricum, wenn sich ein fiebriger Infekt äußerlich noch nicht bemerkbar gemacht hat, Gelsemium bei Anzeichen von Schwäche und Zittern sowie Rhus toxicodendron bei Gliederschmerzen.

## Aconitum: Erste Hilfe im Kinderzimmer

Aconitum ist die wichtigste Erste-Hilfe-Arznei der Homöopathie. Mit ihrem deutschen Namen – Echter Sturmhut – ist eigentlich fast alles gesagt. Während Arnica ▸ **Seite 46** die Hauptrolle bei Verletzungen aller Art spielt, hilft Aconitum immer dann, wenn die Stürme des Lebens plötzlich und heftig über Ihr Kind hereinbrechen. Die wild wachsende Pflanze aus den Mittel- und Hochgebirgen Europas gilt als *das* Schockmittel.

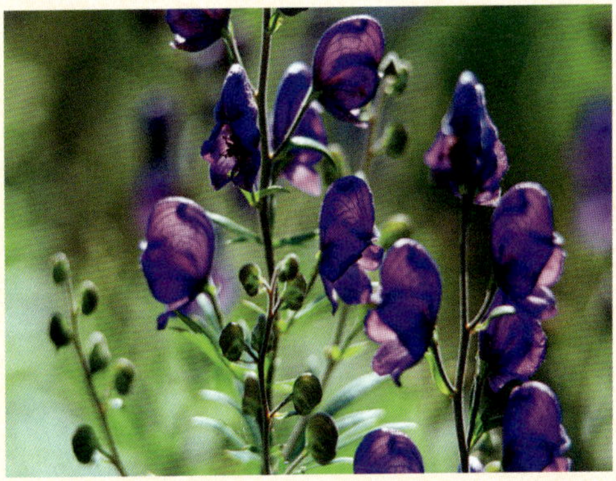

**Der Sturmhut trägt den Namen nicht von ungefähr: Er hilft dem Kind, den Stürmen des Lebens zu trotzen.**

### Zustand und Typ Ihres Kindes

Was Ihnen besonders auffällt, ist die große psychische und physische Unruhe Ihres Kindes. Es steht unter einer enormen Spannung, wirft sich umher und hat große Angst. Es denkt vielleicht sogar, dass es sterben müsse. Ihm ist kalt, es zittert und vibriert. Sein Fieber ist innerhalb kürzester Zeit auf über 39 °C angestiegen, sein Puls ist hart und geht schnell, die Haut fühlt sich heiß und trocken an. Außerdem hat es großen Durst auf kaltes Wasser. Alle einsetzenden Symptome verlaufen plötzlich, akut und heftig. Alle Sinne – Augen, Nase, Ohren – sind überempfindlich. Kältewellen gehen durch den ganzen Körper.

**WICHTIG**

**FIEBERKRAMPF**

Ein Fieberkrampf ist ein Krampfanfall des Gehirns, der sich durch Bewusstseinsverlust und Muskelzuckungen äußert. Obwohl ein solcher Anfall meist schlimmer und gefährlicher aussieht, als er ist, rufen Sie bitte umgehend den Arzt oder Notarzt, falls ein Fieberkrampf länger als 60 Sekunden anhält.

### Was liegt vor?

Die inneren Ordnungskräfte Ihres Kindes wurden mit einem Schlag und geradezu gewaltsam aus der Bahn geworfen. Auf der seelischen Ebene hat es womöglich einen großen Schreck erlitten, der es ganz plötzlich in Angst und Panik versetzt. Auf der körperlichen Ebene hat es sich vielleicht so eisig verkühlt, dass es nun am ganzen Leib zitternd nach Hause kommt. Wenn Sie sofort Aconitum geben (Dosierung ▸ Seite 41), vermag dies die möglichen Auswirkungen oft zu verhindern oder zumindest abzumildern, indem es umgehend die Eigenregulation des Kindes aktiviert.

Fieber ist bei einer Infektion die wünschenswerte Reaktion eines intakten Immunsystems. Durch die zusätzliche Wärme werden die biochemischen Vorgänge im Körper beschleunigt, unter anderem auch die Abwehrreaktion. Auch hier macht die Dosis das Gift. Während einerseits Fieber nicht mit Tabletten oder Zäpfchen unterdrückt werden sollte, müssen Eltern andererseits darauf achten, dass die Temperatur das Kind nicht zu sehr schwächt oder einen Krampf auslöst. Aconitum ist dabei ein wichtiger Helfer, weil es die Fieberspitzen kappt.

## Typische Auslöser der Beschwerden

Schock, Schreck, Unfall, Kälte und kalter (Ost-)Wind

## Diese Symptome Ihres Kindes sprechen für Aconitum

- Unvermittelte, sehr heftige Beschwerden.
- Das Kind fröstelt plötzlich, das Fieber steigt rasch und hoch, die Haut ist heiß und trocken, der Puls hart und schnell.
- Ein Schweißausbruch senkt das Fieber.
- Das Kind zeigt große Unruhe, Angst und Panik oder es hat Einschlafstörungen nach einem Albtraum.
- Es klagt über Taubheits- und Kältegefühl sowie Vibrieren in den Extremitäten.
- Sein Mund ist trocken, es hat großen Durst auf kaltes Wasser.
- Beim Aufsetzen wird sein gerötetes Gesicht blass.
- Es leidet an unerträglichen Schmerzen, etwa bei Neuralgien, nach Verletzungen oder bei berstenden Kopfschmerzen.
- Das Herz klopft bis zum Hals und rast, Herzrhythmusstörungen gehen mit großer Angst einher.
- Ein plötzlicher, kruppartiger, trockener Husten mit Atemnot setzt ein.

## Hier hat sich Aconitum bewährt

Abgesehen von allen akuten oder hoch fieberhaften Erkrankungen, die plötzlich mit

### WICHTIG

**BEI TRAUMATISCHER GEBURT**

Nach einer traumatischen Entbindung, zum Beispiel durch Kaiserschnitt oder Saugglocke, sollten sowohl Mutter als auch Baby sofort Aconitum C30 gegen den Schock bekommen, damit sich daraus keine weiteren Störungen entwickeln.

aller Heftigkeit auftreten, wie zum Beispiel Influenza, hilft Aconitum auch bei heißen, roten Entzündungen des Zahnfleisches, beim Ausbleiben der Regel nach Schreck und Kälte, bei Angst- und Panikattacken, Geburtsschock und bei ängstlichen Träumen, aus denen man mit Herzrasen erwacht.

## Modalitäten

Die Symptome Ihres Kindes verbessern sich durch frische Luft und Aufdecken. Sie verschlimmern sich dagegen nachts (meist gegen Mitternacht), durch Zugluft, kalten Wind, Wärme, durch enge Räume (Klaustrophobie) und durch Menschenmassen.

## Wichtige Mittel bei plötzlich akutem Fieber über 39,5 °C

**Aconitum:** meist nachts; zuerst Frostschauer (sofort das Mittel geben!), dann schneller Fieberanstieg, großer Durst, ängstlich, unruhig, Schweißausbruch senkt das Fieber, Kind deckt sich auf

**Belladonna** ▸ **Seite 60**: meist nachmittags/abends; wenig Durst, Kind mag nicht aufgedeckt sein, dampft, roter Kopf, glänzende Augen, wilde Fieberträume, klopfende Schmerzen

**Chamomilla** ▸ **Seite 67**: heiß, durstig, verschwitzt, unruhig und unleidig, wirft sich hin und her, möchte getragen werden, bewährt während der Zahnung, eine Backe gerötet

## TIPP

**ACONITUM FÜR JUNGE MÜTTER**

Wenn Sie Ihr Kind viel tragen, leiden Sie vielleicht manchmal an plötzlichen, heftigen Rückenschmerzen oder Hexenschuss. Aconitum D12, viermal im Abstand von zehn Minuten eingenommen, wirkt Wunder! Zusätzlich die Stelle mit Rescue-Creme einreiben, in der verschiedene Bach-Blütenessenzen enthalten sind.

## Wichtige Mittel bei sich langsam entwickelndem Fieber

**Bryonia** ▸ **Seite 86**: sehr durstig, trockene und rissige Lippen, sehr gereizt, will seine Ruhe, trockenes, hohes Fieber, dann klebrige Schweißausbrüche, Kopf- und Gliederschmerzen, Husten

**Ferrum phosphoricum** ▸ **Seite 56**: Allgemeinbefinden wenig beeinträchtigt, Fieber bis 39 °C, Gesicht mal rot, mal blass

**Gelsemium** ▸ **Seite 57**: müde, schlapp, zittrig, rotes Gesicht, Fieber bis 39 °C mit Frostschauer, Kopf- und Nackenschmerzen, Beginn mit Halsschmerzen und Schnupfen, Folge von Stress

**Pulsatilla** ▸ **Seite 88**: kein Durst, Kind zeigt große Anhänglichkeit und ist weinerlich, Verlangen nach frischer Luft, aber auch nach Wärme

## Ferrum phosphoricum: beim beginnenden Infekt

Wenn Sie es Ihrem Kind erst einmal gar nicht ansehen, dass es einen fiebrigen Infekt hat, dann brauchen Sie dieses Mittel: Ferrum phosphoricum, das Eisenphosphat. Typisch: Das Kind spielt munter mit 38,5 °C Fieber, als ob ihm nichts fehlen würde. Das Homöopathikum wirkt besonders gut bei infektanfälligen Kindern, die oft Ohrenschmerzen haben, nervös und sensibel sind. Sie neigen zu Blässe und Blutarmut (Anämie), erröten jedoch schnell. Ferrum phosphoricum hat sich bei mittelhohen Fieberzuständen als Regulativ bewährt. Es senkt Fieber nur bei zu hohen Temperaturen (über 39,5 °C). Bei erhöhter Temperatur (ab 37,5 °C) kann es das Fieber auch erst steigern, um die Abwehr zu stimulieren.

**Bewährt bei:** fieberhaften Erkrankungen und Entzündungen im Anfangsstadium, Erkältungen, Nasenbluten, Ohrenschmerzen, Windpocken, Röteln und Dreitagefieber

### Die wichtigsten Symptome und Anwendungsgebiete

- Mäßig hohes Fieber, das eher langsam und unbemerkt ansteigt
- Fließschnupfen mit viel Niesen, schlägt schnell aufs Ohr
- Häufig Ohrenschmerzen und Mittelohrentzündung
- Halsschmerzen mit rotem Rachen
- Lästiger trockener Reizhusten, eventuell sogar mit etwas Blut im Auswurf
- Bronchitis kleiner Kinder
- Manchmal Nasenbluten mit hellem Blut
- Gesicht wechselt schnell die Farbe: mal blass, dann rot

### Modalitäten

Die Beschwerden sind schlimmer bei Nacht, durch Berührung und durch Erschütterung. Sie bessern sich durch Ruhe und bei Schmerzen durch Kälteanwendungen.
Bitte beachten Sie: Anders als bei den anderen Akutmitteln Aconitum ▸ **Seite 53** und Belladonna ▸ **Seite 60** treten die Beschwerden bei Ferrum phosphoricum nicht so plötzlich, so stark und so heftig auf.

**TIPP**

**SCHÜSSLER-SALZE**

Das Schüßler-Salz Nr. 3 ist genau dasselbe Mittel wie das homöopathische Mittel Ferrum phosphoricum D12, nur in Tablettenform, doch wesentlich preiswerter! Auch Calcium phosphoricum ▸ **Seite 102**, Magnesium phosphoricum ▸ **Seite 70**, Natrium chloratum (siehe Natrium muriaticum ▸ **Seite 116**), Silicea ▸ **Seite 114** und Calcium carbonicum ▸ **Seite 109** sind als Schüßler-Salze erhältlich.

## Gelsemium: wenn zittrig und schlapp

Immer dann, wenn sich Ihr Kind schwach und zittrig fühlt und es vor Müdigkeit kaum die Augen aufhalten kann, sollten Sie an die homöopathische Gabe von Wildem Jasmin (Gelsemium) denken.
**Bewährt bei:** Erkältung, Grippe, Prüfungsangst, Lampenfieber, Nervosität, Kopfschmerzen und Migräne, Überforderung, Müdigkeit, Schwäche und anderen Beschwerden nach Virusinfekten, Impfungen, Aufregung oder Schock

### Die wichtigsten Symptome und Anwendungsgebiete

- Müde, schwach, zittrig, apathisch, ohne Energie, Kind kann kaum die Augen aufhalten
- Erkältung mit wunden Halsschmerzen (strahlen zum Ohr aus), Fließschnupfen, Heiserkeit und Kloßgefühl im Hals
- Zittrige Frostschauer, die den Rücken hinauflaufen
- Auffällig: Durstlosigkeit (bei Fieber), vom Nacken ausgehende Kopfschmerzen, Schwindel und Sehstörungen
- Grippe mit langsam beginnendem Fieber
- Blackout bei Prüfungen, Kind ist wie gelähmt, zittrig, weiß nicht mehr, was es sagen wollte, hat Durchfall aus Angst
- Beschwerden nach Grippe, Virusinfektionen, Impfungen

WICHTIG

**KOMPETENTER RAT**
**Bei der homöopathischen Betreuung Ihres Kindes sollten Sie immer die Möglichkeit haben, Ihren Arzt oder Heilpraktiker um Rat zu fragen. Wechseln Sie lieber in eine andere Praxis, als in diesem Bereich Kompromisse einzugehen.**

### Typische Auslöser der Beschwerden

Aufregung, Schreck, Ängste (durch bevorstehende Ereignisse), Stress, heißes, schwüles Wetter, Föhn, Sonne

### Modalitäten

Angst, Aufregung, Schreck, schwüle Hitze, Sonne und Tabakrauch verschlechtern das Befinden. Frische Luft und Wasserlassen bessern.

## Wichtige Mittel bei Prüfungsangst, Lampenfieber oder Angst vor dem Arzt

**Argentum nitricum** ▸ **Seite 121**: der »nervöse Hektiker«, giert nach Süßigkeiten; bewährt, drei Tage lang vorab zu geben
Gelsemium: das »paralysierte Kaninchen«, wie gelähmt, nichts geht mehr; bewährt am Tag der Prüfung

## Rhus toxicodendron: gegen Gliederschmerzen mit Bewegungsdrang

Ein Kind, das den Giftsumach (Rhus toxicodendron) braucht, kann nicht ruhig bleiben. Nur leichte, andauernde Bewegung bringt ihm Erleichterung, ob bei Fieber, Hautjucken, ADHS oder einer Verrenkung. In der Ruhe wird einfach alles schlimmer.
**Bewährt bei:** Fieber, Muskel- und Gelenkschmerzen, Verrenkung, Zerrung, Überdehnung, Hautausschlägen, besonders Lippenbläschen, Windpocken, Mumps, ADHS

### Die wichtigsten Symptome und Anwendungsgebiete

- Große Unruhe (nicht nervös, sondern körperlich), Kind muss sich ständig bewegen, keine Lage scheint angenehm
- Grippe mit typischen Gliederschmerzen
- Fieber mit Benommenheit, Verwirrung, Kind wirft sich hin und her
- Zunge hat rote Spitze, ist oft braun belegt
- Oft großer Durst (typischerweise auf kalte Milch)
- Rote Hautausschläge, juckend, brennend, oft Bläschen auf rotem Hof (Lippenherpes, Fieberbläschen, Windpocken)

### Typische Auslöser der Beschwerden

Verletzung, Überanstrengung, Kälte und Durchnässung

### Modalitäten

Typisch für die Wahl dieses Mittels ist, dass leichte, ständige Bewegung, Wärme, heiße Auflagen sowie Massagen die Beschwerden bessern, während Ruhestellung und Kälte sie deutlich verschlechtern.

### Wichtige Mittel bei grippalen Gliederschmerzen

**Arnica** ▸ Seite 46: Bedürfnis, sich zu bewegen, doch jede Bewegung schmerzt
**Bryonia** ▸ Seite 86: Kind vermeidet jegliche Bewegung, da diese schmerzt, Bedürfnis nach Ruhe, gieriger Durst
**Rhus toxicodendron:** große Unruhe, leichte Bewegung lindert

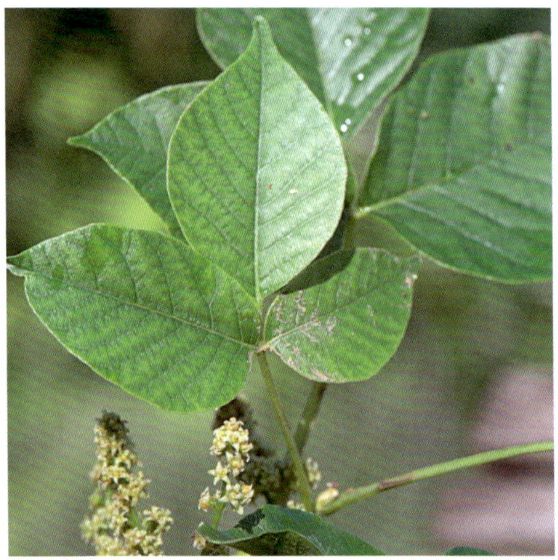

Homöopathisch aufbereitet, entfaltet der Giftsumach statt einer schädlichen eine heilsame Wirkung.

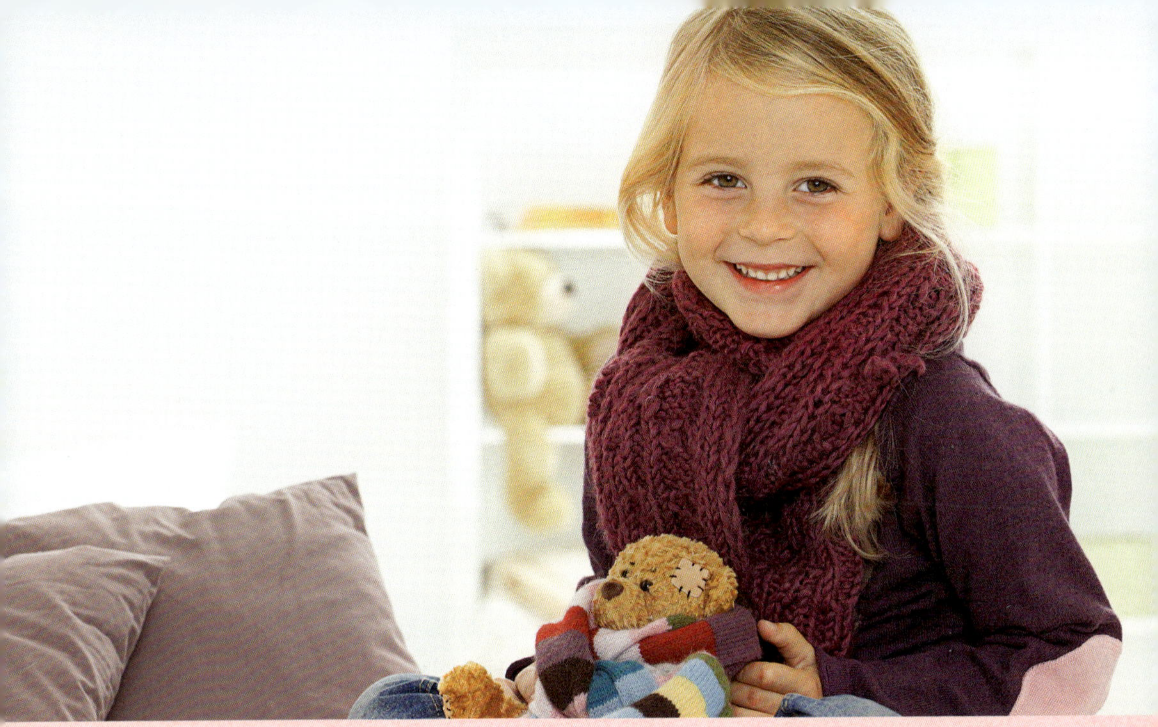

# ENTZÜNDUNGEN

Der Beginn der Kindergartenzeit bedeutet eine große Umstellung, auch für Eltern. Denn von nun an sind ihre Kleinen durch den ständigen Kontakt mit anderen Kindern allen Arten von Infektionen ausgesetzt, auf die das noch junge körpereigene Abwehrsystem die passenden Antworten finden muss. Zehn bis zwölf Infekte im Jahr sind nicht ungewöhnlich. Das Aussehen eines kleinen Patienten bei entzündlichen Erkrankungen – rote Bäckchen, glasige Augen, verschwitzter Kopf – ist oft so typisch, dass selbst ein homöopathischer Laie meist auf Anhieb erkennen kann, welche Arznei gebraucht wird: Belladonna.

Die drei Helfermittel sind Cantharis bei brennenden Harnwegsentzündungen, Hepar sulfuris, wenn es eitert, und Mercurius solubilis, wenn begleitend übler Geruch und schmierige Absonderungen auftreten.

## Belladonna: die homöopathische Feuerwehr

Der Extrakt aus der hochgiftigen Tollkirsche ist in homöopathisch aufbereiteter Form ein wunderbarer Helfer bei aggressiv verlaufenden Entzündungen. Belladonna-Symptome beginnen außerordentlich heftig.

### Zustand und Typ Ihres Kindes

Es brennt! Die Schleimhäute, der Hals, der Bauch, die Ohren, die Blase: In solchen Fällen ist Belladonna die Arznei, um das Feuer zu löschen. Belladonna-Kinder glühen vor Fieber, sie sind ärgerlich und gereizt, und wenn das Fieber noch höher klettert, werden sie verwirrt und verfallen vielleicht sogar ins Delirium. Die betroffenen Gewebe in Augen, Hals, Nase, Luftwegen oder Ohren sind heiß und knallrot, die Schmerzen pochen und klopfen.

Trotz der inneren Hitze wollen die Kinder zugedeckt sein, sie schwitzen unter ihrer Decke, wollen kaum trinken, fallen in Alb- und Fieberträume, schrecken wieder auf. Wenn sie Husten haben, klingt die Stimme hoch und pfeifend, sie weinen vor der nächsten Attacke. Hals und Mandeln sind hochrot entzündet und sie müssen ständig schlucken, um gegen das zusammengeschnürte Gefühl im Hals anzukommen. Ist das Mittelohr entzündet, ist die Ohrmuschel oft hochrot, heiß und berührungsempfindlich, die Schmerzen pochen unerträglich. Typisch sind auch die vergrößerten Pupillen.

**Übersetzt heißt Belladonna »schöne Frau« – was nicht erahnen lässt, dass dies eine Giftpflanze ist.**

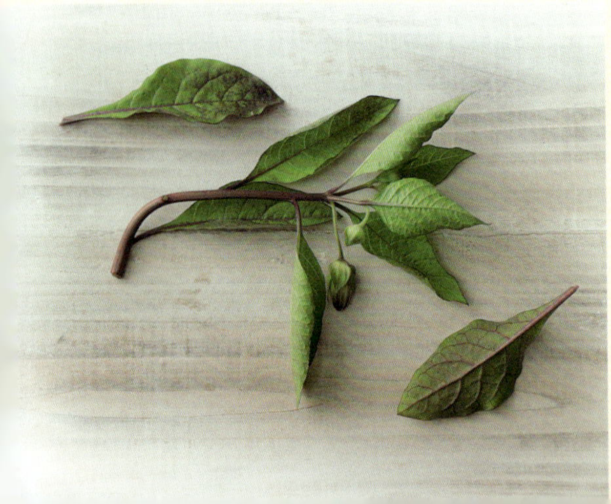

INFO

**DIE ARZNEI NACH ACONITUM**

Belladonna folgt häufig gut auf Aconitum ▸ **Seite 53**, nachdem bei Fieber der Schweiß ausgebrochen ist.

### Was liegt vor?

Vielleicht hat das Kind mit nassen Haaren draußen gespielt. Das verträgt es ebenso wenig wie zu intensive Sonne auf dem Kopf.

### Hier hat sich Belladonna bewährt

Belladonna hilft bei allen akuten Entzündungen, Erkältung, Halsschmerzen, Mandel-

und Mittelohrentzündung, Augen- und Blasenentzündung, trockenem Husten, Bauch- und Unterleibskoliken, Sonnenstich, Kopfschmerzen, Migräne, krampfartigen oder klopfenden Beschwerden, hohem Fieber.

## Typische Auslöser der Beschwerden

Zugluft, feuchte Kälte, nasse Haare, intensive Sonnenbestrahlung

## Diese Symptome Ihres Kindes sprechen für Belladonna

- Die Beschwerden und Schmerzen Ihres Kindes kommen und gehen plötzlich.
- Der Kopf ist heiß und rot, Hände und Füße können kalt sein.
- Ihr Kind hat hohes Fieber; dabei ist die Haut abwechselnd trocken oder schweißig, Letzteres nur auf bedeckten Hautstellen. Ihr Kind will zugedeckt bleiben. Die Pupillen sind oft erweitert.
- Die Schmerzen sind klopfend, pochend (Kopf, Ohren) oder zusammenschnürend (Hals, Bauch).
- Entzündungen sind knallrot, geschwollen und heiß.
- Trotz trockenem Mund hat Ihr Kind eine Abneigung gegen Wasser (wenn überhaupt, trinkt es eher Saft).
- Trotz Einschnürungsgefühl im Hals hat das Kind ein ständiges Bedürfnis zu schlucken, mit stechenden Schmerzen bis ins (rechte) Ohr.
- Die Halsdrüsen sind geschwollen und berührungsempfindlich.
- Die Zunge ist weiß belegt mit roten Punkten oder knallrot wie bei Scharlach.
- Ihr Kind hat trockenen Husten, der bellend und hart ist und besonders nach Mitternacht in heftigen Anfällen auftritt. Kitzelhusten oder scharfer Schmerz in der Brust sind weitere mögliche Symptome. Das Kind weint vom Husten.
- Ihr Kind hat krampfartige Schmerzen (Koliken) in Bauch und Unterleib.
- Ihr Kind hat plötzliche Wutanfälle und schlägt mit dem Kopf gegen die Wand.

## Modalitäten

Die Beschwerden bessern sich bei Ruhe, Dunkelheit, Sitzen; bei Koliken tun Rückwärtsbeugen gut. Sie verschlechtern sich nachmittags und abends bis Mitternacht, beim Hinlegen, durch Erschütterung, Lärm und Licht, Kälte und Sonne.

### WICHTIG

**EXPERTENRAT GEFRAGT**

**Wenn der Ausschlag nicht richtig herauskommt, kann es bei Kinderkrankheiten leichter zu Komplikationen kommen. In diesem Fall gibt der Arzt als homöopathisches Reaktionsmittel Sulfur** ▸ Seite 95**, eine Gabe.**

# DIE KLASSISCHEN KINDERKRANKHEITEN

Eine Kinderkrankheit kann trotz Impfung auftreten. Lassen Sie die Diagnose immer von einem Arzt stellen und Ihr Kind auch von einem (homöopathisch arbeitenden) Arzt behandeln! Hier die wichtigsten Mittel.

**Scharlach**: bakterielle Erkrankung; wird durch Rachenabstrich festgestellt

- Hauptmittel Belladonna ▸ **Seite 60**: knallroter trockener Rachen, hohes Fieber, Erdbeer- oder Himbeerzunge, Schluckbeschwerden
- Weitere wichtige Mittel: Apis ▸ **Seite 98**, Rhus toxicodendron ▸ **Seite 58**

**Masern:** Viruserkrankung, häufig mit Komplikationen; Immunsystem ist danach für einige Wochen geschwächt

- Hauptmittel Pulsatilla ▸ **Seite 88**: verquollenes Gesicht, Husten, Schnupfen, Ohrenschmerzen, Fieber, weinerlich, anhänglich
- Weitere wichtige Mittel: Euphrasia ▸ **Seite 93**, Bryonia ▸ **Seite 86**, Ferrum phosphoricum ▸ **Seite 56**, Belladonna ▸ **Seite 60**, Apis ▸ **Seite 98**

**Windpocken**: Viruserkrankung, die sich homöopathisch gut behandeln lässt

- Hauptmittel Rhus toxicodendron ▸ **Seite 58**: brennende, juckende Bläschen, Kind ist unruhig, kann nicht still sein
- Weitere Mittel: Ferrum phosphoricum ▸ **Seite 56**, Belladonna ▸ **Seite 60**

**Röteln:** im Kindesalter meist harmlose Viruserkrankung, während der Schwangerschaft aber gefährlich für das Ungeborene

- Hauptmittel Ferrum phosphoricum ▸ **Seite 56**: Fieber mit wenig beeinträchtigtem Allgemeinbefinden

**Mumps:** selten gewordene Viruserkrankung der Ohrspeicheldrüse

- Schwellung eher rechts: Belladonna ▸ **Seite 60**, Lycopodium ▸ **Seite 71**
- Schwellung eher links: Rhus toxicodendron ▸ **Seite 58**
- Weitere Mittel: Mercurius solubilis ▸ **Seite 65**, Phytolacca ▸ **Seite 92**

**Keuchhusten:** ▸ **Seite 72 und 84**

## Cantharis: wann immer es brennt

Bei Kindern, besonders Mädchen, kommt es häufig einmal zu Entzündungen der Harnwege/Blase. Typisch sind brennende Schmerzen. Denken Sie dabei gleich an die Spanische Fliege (Cantharis).

**Bewährt bei:** Blasen-, Harnwegs- und Nierenbeckenentzündung, brennenden Hals-, Magen- und Darmreizungen, Verbrennungen, Verbrühungen, Sonnenbrand

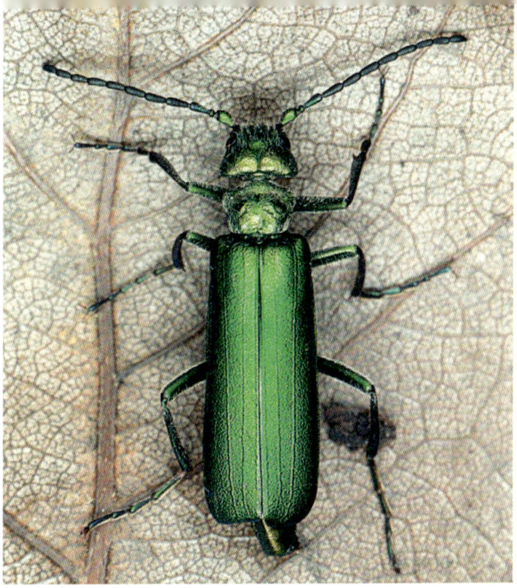

Cantharis, die Spanische Fliege, ist das wohl wichtigste Mittel bei Entzündungen der Blase.

### Die wichtigsten Symptome und Anwendungsgebiete

- Typisch für das Mittel: stark brennende Schmerzen
- Kind muss dauernd zur Toilette, Harndrang scheint unerträglich schmerzhaft, Urin geht jedoch nur tröpfchenweise ab und brennt wie Feuer
- Schneidende Schmerzen vor, während und nach dem Wasserlassen, Genitalien wirken dabei manchmal erregt
- Heftige Bauch- und Unterleibskrämpfe
- Blasenbildung bei Verbrennungen, Verbrühungen, Sonnenbrand
- Kind wirkt sehr unruhig

### Wichtige Mittel bei Blasenentzündung

**Aconitum** ▸ **Seite 53**: Anfangsmittel bei plötzlicher, heftiger Entzündung (möglichst rasch geben!) mit Fieber, Schmerzen, Unruhe, heißem Urin; durch Kälte, Wind, Schreck und Schock

**Apis** ▸ **Seite 98**: starkes Brennen und Stechen in der Harnröhre, häufiger Harndrang mit dem Gefühl, nicht fertig zu sein

**Belladonna** ▸ **Seite 60**: plötzliche heftige Entzündung (nach Aconitum) mit Fieber, sehr empfindlicher Unterleib

**Cantharis:** Hauptmittel; stark brennende Schmerzen, andauernder Harndrang, wobei nur wenige Tropfen abgehen

**Nux vomica** ▸ **Seite 74**: nach kalter Luft; krampfartige Schmerzen bei vergeblichem Harndrang, Kind weint vor Schmerzen

**Pulsatilla** ▸ **Seite 88**: durch Verkühlung (kalte Füße); häufiges Wasserlassen, plötzlicher, unwillkürlicher Harnabgang (nachts, durch Lachen oder Husten), anhängliches Kind ohne Durst

## Hepar sulfuris: bei Eiterungen

Bei allen hochakuten und schmerzhaften Entzündungen Ihres Kindes, die mit Eiterbildung, mit stechenden, splitterartigen Schmerzen sowie mit extremer Kälte-, Zugluft- und Berührungsempfindlichkeit einhergehen, ist die Kalkschwefelleber (Hepar sulfuris) von Bedeutung.

**Bewährt bei:** schleimigen Infekten von Hals, Nasennebenhöhlen, Ohren, Augen, Bronchien, bei Mandelentzündung, Pseudokrupp und allen Eiterungen (wie Abszess, Furunkel, Nagelbett- oder Lidrandentzündung)

### Die wichtigsten Symptome und Anwendungsgebiete

- Schleimige, eitrige, gelbe, übel riechende Absonderungen oder Eiterbildung wie gelbe Pünktchen oder Stippen
- Alle entzündeten Stellen sind extrem berührungsempfindlich
- Kind neigt zu Erkältungen mit gelblichem Schleim (aus Nase, Rachen, Bronchien), der sich nur schwer löst
- Verklebte Augen, schleimiges Sekret im Augenwinkel
- Pochende, stechende Schmerzen (etwa bei Ohrenschmerzen mit Tubenkatarrh)
- Halsschmerzen, als ob eine Gräte im Hals stecken würde; bei Schlucken und Kopfbewegungen zieht der Schmerz zum Ohr
- Heiserkeit mit tonloser Stimme
- Abends und nachts rauer, bellender Husten, der auch heftig hackend, erstickend sein kann; Schleim ist zäh, in den Morgenstunden eher locker, rasselnd; Kind würgt und erbricht beim Husten
- Pseudokrupp mit Atemnot tritt vorwiegend in den frühen Morgenstunden auf (bei Aconitum dagegen eher abends und nachts)
- Kind ist extrem empfindlich gegen Kälte und Luftzug; bei Fieber deckt es sich bis zur Nase zu; das geringste Aufdecken verschlimmert; Schwitzen hilft nicht
- Deutliche Besserung aller Beschwerden durch feuchte Wärme (Getränke, Auflagen, Wetter, Dampfbäder)
- Kind schwitzt leicht und riecht säuerlich
- Kind ist gereizt, impulsiv, aufbrausend, jähzornig

### TIPP

**GLEICH ZU BEGINN ETWAS UNTERNEHMEN**

Hepar sulfuris kann eine beginnende Eiterbildung absorbieren (zum Beispiel bei Akne, eitrigen Pickeln oder einem Furunkel). Geben Sie dafür die Potenz C30 im Wasserglas ▸ **Seite 41.** In späteren Stadien fördert die Potenz D12 dann eher die Öffnung der Eiterbeule und deren Abheilung.

## Mercurius solubilis: bei allen schmierigen, übel riechenden Entzündungen

Das Quecksilber nach Hahnemann (Mercurius solubilis) sollten Sie immer dann in Betracht ziehen, wenn die folgenden drei Leitsymptome bei Ihrem Kind auftreten: übler Mundgeruch, starker Speichelfluss und seitliche Zahneindrücke an der Zunge.

**Bewährt bei**: eitrigen, schmierigen Entzündungen, ganz egal wo im Körper, besonders aber bei Mandel- oder Mittelohrentzündung, Mundgeschwüren und Zahnschmerzen sowie bei Mumps

### Die wichtigsten Symptome und Anwendungsgebiete

- Übler Mundgeruch mit metallischem Mundgeschmack
- Trotz Durst starker Speichelfluss
- Schwammiges, blutendes, entzündetes Zahnfleisch, Entzündungen, Geschwüre und Aphthen in Mund oder Rachen
- Absonderungen (aus Ohr, Nase, Bronchien, Darm, Geschwüren) sind schmierig, scharf, blutig
- Lymphdrüsen und entzündete Stellen sind oft geschwollen
- Haut ist ölig, Kind schwitzt leicht (nachts!)
- Unruhiges, übersensibles Kind, fühlt sich nachts schlechter durch Schwitzen im warmen Bett, verträgt weder Kälte noch Wärme

### TIPP

**SO KLAPPT ES AUCH MIT DEM STILLEN**

Wenn Ihr Baby nicht gestillt werden will, sollten Sie es mit Mercurius solubilis C12 versuchen. Geben Sie ihm morgens und abends je 5 Kügelchen. Damit wird die Kontaktstörung auf sanfte Weise behoben.

Wenn nach drei Tagen keine Besserung eingetreten ist, fragen Sie am besten eine homöopathisch erfahrene Hebamme um Rat.

### Wichtige Mittel bei Mandelentzündung

**Belladonna** ▸ **Seite 60**: Hals und Mandeln knallrot, Schluckschmerz, Hals ist trocken, heiß, wie zugeschnürt, pochende Schmerzen; besser durch Wärme; bewährt bei Scharlach

**Hepar sulfuris** ▸ **Seite 64**: eitrige Mandelentzündung (zum Arzt!), splitterartige Schmerzen, Kind kann kaum schlucken; extreme Kälteempfindlichkeit, Wärme bessert deutlich

**Mercurius solubilis:** eitrige Mandelentzündung (zum Arzt!) mit üblem Mundgeruch, starkem Speichelfluss, andauerndem, schmerzhaftem Schlucken; schlimmer nachts

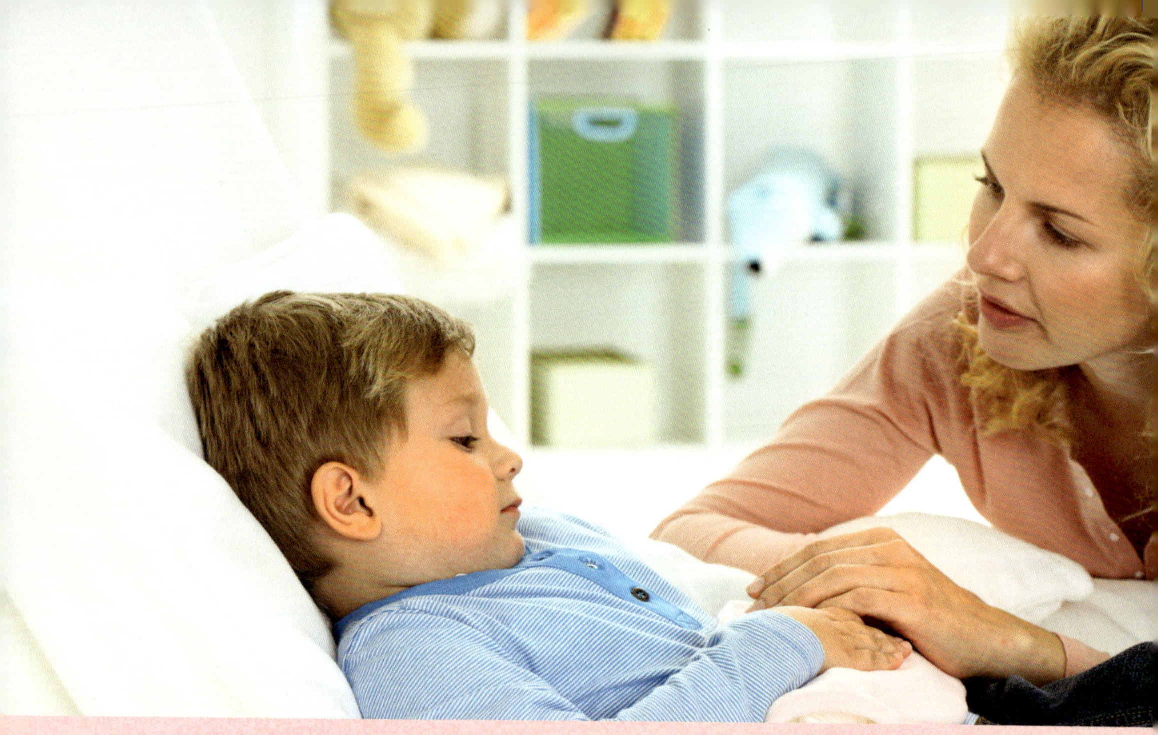

# KOLIKEN UND BLÄHUNGEN

Die Anpassung eines kleinen Menschen an all die unterschiedlichen Nahrungsbausteine, die er in seinem Leben erkennen, zerlegen und verdauen muss, ist Teil seines Entwicklungsprozesses und vollzieht sich nur ganz allmählich. Die Werkzeuge dazu, von den Zähnchen bis zu den Ausscheidungsorganen, durchlaufen dabei teilweise äußerst schmerzhafte Lernprozesse. Chamomilla ist ein besänftigender Begleiter, gerade bei den extrem qualvollen Blähungskoliken, von denen viele Babys in den ersten Lebensmonaten geplagt sind.

Dazu können sich die drei Helfermittel gesellen: Magnesium phosphoricum, wenn das Kind von heftigen Schmerzen geplagt wird. Lycopodium bei Verdauungsproblemen und aufgetriebenem Bauch sowie Cuprum metallicum, wenn dem Kind Krämpfe zu schaffen machen.

## Chamomilla: der Schmerzregler

Chamomilla – die Echte Kamille – wächst in ganz Europa und Vorderasien. So beruhigend und schmerzlindernd die Wirkung des frischen und homöopathisch verdünnten Pflanzenauszuges auch ist: Der kleine Patient, dem diese Arznei Linderung verschafft, ist alles andere als sanft gestimmt.

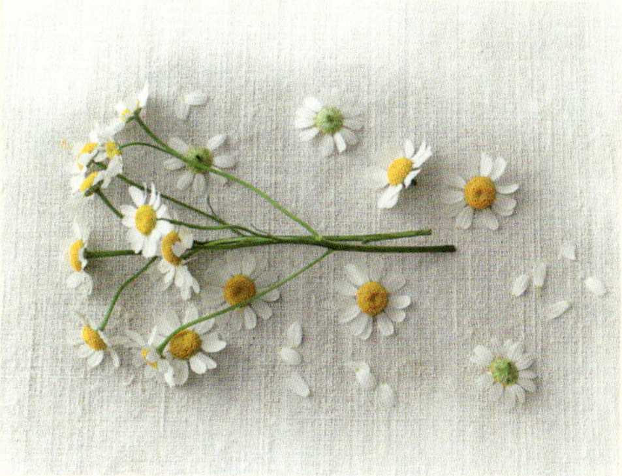

**Für die Herstellung des Homöopathikums wird die frische, blühende Pflanze ganz verwendet.**

### Zustand und Typ Ihres Kindes

Viele Eltern kennen das: Ihr Kind schreit, windet sich in Krämpfen, tobt, wenn sie es bei dem, was es gerade tut, zu unterbrechen wagen. Nur wenn es ständig umhergetragen und gestreichelt wird, kann es sich – wenn überhaupt – einigermaßen beruhigen. Es verlangt nach allem Möglichen, schmeißt es dann aber zornig von sich. Es stöhnt herzzerreißend, wenn es nicht bekommt, was es will, ist ungeduldig, schmerzempfindlich und reizbar. Auch die Trotzanfälle im Supermarkt gehören zum Einsatzgebiet dieses Mittels. Chamomilla ist ziemlich sicher angesagt, wenn Sie das Gefühl haben, Sie hätten bei der Erziehung etwas falsch gemacht oder Ihr Kind zu sehr verwöhnt – sogar wenn der Säugling erst wenige Wochen alt ist (und gar nicht verwöhnt sein kann).

### Was liegt vor?

Ein Säugling braucht dieses Mittel dann, wenn ihn schreckliche Blähungskoliken im Nabelgebiet (sogenannte Dreimonatskoliken) – besonders nachts – unaufhörlich schreien lassen. Babys und Kleinkinder wiederum leiden an stechenden Schmerzen im Kiefer, die bis in die Ohren ausstrahlen, wenn die Zähnchen gerade durchbrechen. Eine Wange ist oft feuerrot, die andere blass, viele bekommen in dieser Zeit auch noch Durchfall, der wiederum zu einem wunden

**WICHTIG**

**BEI KOLIKEN**

Wenn ein Säugling unter Koliken im Bauch leidet und sich dabei nach hinten beugt, weist dieses Verhalten eher auf die Arznei Belladonna hin ▸ Seite 60.

Po führt. Kein Wunder, wenn ihre Laune auf den Nullpunkt sinkt. Chamomilla hilft, wenn üble Laune, Ruhelosigkeit und Koliken vorherrschen.

### Hier hat sich Chamomilla bewährt

Chamomilla hilft bei Dreimonatskoliken von Säuglingen, Bauchkoliken mit grünlichem Durchfall (auch als Folge von Zahnungsbeschwerden), Zahnschmerzen, Kopf- und Magenschmerzen, Menstruationsbeschwerden mit wehenartigen Schmerzen, insgesamt unerträglichen Schmerzen.

### Typische Auslöser der Beschwerden

Ärger, Aufregung, Zahnungsprobleme

### Diese Symptome Ihres Kindes sprechen für Chamomilla

- Ihr Kind ist äußerst gereizt und unleidlich.
- Es weint und jammert unaufhörlich.
- Es will dauernd etwas anderes und wirft es dann zornig weg.
- Es stampft mit den Füßen und will auf den Arm.
- Es hat scheinbar unerträgliche Schmerzen.
- Eine Wange ist rot, die andere dagegen blass.
- Ihr Kind fühlt sich heiß und verschwitzt an, wirkt unruhig und ist durstig.
- Es klagt über stechende Ohrenschmerzen, die es offenbar ganz verrückt machen.
- Es leidet an krampfartigen Magen-, Bauch- oder Unterleibsschmerzen.
- Ihr Kind hat Durchfall, der aussieht wie gehackter Spinat und nach faulen Eiern riecht.
- Es leidet an klopfenden Kopfschmerzen in einer Gehirnhälfte.
- Die Schmerzen kommen anfallsweise.

### Modalitäten

Die Beschwerden bessern sich durch Herumtragen, Wärme und feuchtwarmes Wetter. Sie verschlechtern sich durch Ärger, Zorn, Berührung, Annäherung, Wind und Hitze (bei Zahnschmerzen durch heiße Getränke). Die Verschlimmerung tritt morgens gegen 9 Uhr und abends zwischen 21 Uhr und Mitternacht auf.

### Wichtige Mittel bei Blähungen, (Dreimonats-)Koliken

**Argentum nitricum** ▸ **Seite 121**: nach Zucker, Käse, vor Prüfungen mit Durchfall; viel Aufstoßen

**Belladonna**: Kind überstreckt sich nach hinten, sein Kopf ist knallrot

**Calcium phosphoricum** ▸ **Seite 102**: übel riechende Blähungskoliken mit grünem Durchfall nach (Mutter-)Milch; Kind liebt Geräuchertes

**Chamomilla:** wütendes Kind mit rot-heißem, verschwitztem Kopf, will getragen werden, mit grünem Durchfall, stinkend »wie faule Eier«; bewährt beim Zahnen

**Colocynthis** ▸ **Seite 70**: Kind krümmt sich, zieht die Beine an, liegt auf dem Bauch oder drückt sich die Faust in den Leib

**Lycopodium** ▸ **Seite 71**: Trommelbauch gleich nach dem Essen, schlimmer von 16 bis 20 Uhr, nach Mehl- und Süßspeisen, Bohnen, Zwiebeln; Kind verträgt nichts Enges um den Bauch, ist morgens schlecht gelaunt; spielt sich den Eltern oder Schwächeren gegenüber wie ein Tyrann auf.

**Magnesium phosphoricum** ▸ **Seite 70**: Kind krümmt sich; Wärme (Wärmflasche, Bad), Massieren und Reiben bessern

**Nux vomica** ▸ **Seite 74**: nach verdorbenem Essen oder Einnahme von Medikamenten; sitzt lange auf der Toilette, ohne dass Stuhl oder Wind abgeht; das Kind ist ausgesprochen irritiert und gereizt

**Okoubaka** ▸ **Seite 77**: bei Nahrungsänderung (auf Reisen, nach Abstillen, beim Zufüttern), nach Antibiotika oder Infekt

**Sulfur** ▸ **Seite 95**: nach Infekt, Fleisch, Milch, Süßem, Antibiotika; Durchfall treibt das Kind morgens aus dem Bett, übel riechend »wie faule Eier«

## Wichtige Mittel bei Wundsein, Windeldermatitis, Hautpilz

**Belladonna** ▸ **Seite 60**: tomatenroter, heißer, geschwollener, berührungsempfindlicher Ausschlag

**Borax** ▸ **Seite 106**: durch Candida-Infektion (Soor); mit weißen Flecken, oft auch im Mund

**Calcium carbonicum** ▸ **Seite 109**: durch saure Stühle; korpulentes Baby mit großem Kopf, schwitzt leicht an Kopf und Füßen und nach der geringsten Anstrengung; neigt zu Haut- und Pilzerkrankungen

**Chamomilla:** Hauptmittel; hochroter, heißer, wunder Po, grüner Durchfall, beim Zahnen; Kind schreit, ist unleidig, nichts kann ihm recht gemacht werden; will getragen werden

**Sulfur** ▸ **Seite 95**: nach Antibiotika, durch scharfen Durchfall; Kind ist gereizt, unruhig, schreit vor jedem Stuhlgang

### INFO

#### BEI GROSSEM DURST

**Aconitum:** Das Kind will unbedingt kaltes Wasser.

**Arsenicum album:** Das Kind hat großen Durst, trinkt aber nur in kleinen Schlucken.

**Bryonia:** Es hat Durst auf Kaltes, trinkt gierig.

**Chamomilla:** Das Kind hat Durst und schwitzt (Begleitsymptome bei Husten, Schnupfen, Schmerzen).

**Natrium muriaticum:** Es hat unstillbaren Durst.

**Phosphorus:** Es hat starken Durst auf kalte Getränke, die es erbricht, wenn sie im Magen warm werden.

## Magnesium phosphoricum: bei Kolik und Krampf

Wann immer sich Ihr Kind vor Schmerzen krümmt, es nach einer Wärmflasche verlangt und eine sanfte Massage ihm guttut, braucht es homöopathisch aufbereitetes Magnesiumphosphat (Magnesium phosphoricum).

**Bewährt bei:** Bauchkrämpfen, (Blähungs-) Koliken, Zahnungsbeschwerden, Muskelkrämpfen, Schiefhals

### Die wichtigsten Symptome und Anwendungsgebiete

- Wichtiges Mittel bei Bauchkrämpfen und Blähungskoliken, wobei Windabgang nicht bessert
- Generell bei allen Koliken und Krämpfen wie Schreibkrämpfen, Krämpfen beim Musizieren, Waden- und Zehenkrämpfen sowie beim völlig verspannten Schiefhals
- Schmerzen sind scharf, stechend (wie durch ein Messer), bohrend oder schießend und werden durch Wärme (Wärmflasche), leichten Druck, Reiben, Massagen, Zusammenkrümmen, Kauen an einem Beißring besser
- Beschwerden kommen und gehen anfalls- oder blitzartig beziehungsweise wechseln die Stelle
- Kind weint vor Schmerzen, wirkt müde und macht einen erschöpften Eindruck

INFO

**ALTERNATIVEN: COLOCYNTHIS UND SCHÜSSLER-SALZ NR. 7**

Das homöopathische Mittel Colocynthis D12 wirkt sehr ähnlich wie Magnesium phosphoricum. Bei Colocynthis bessern sich die Beschwerden ebenfalls durch Zusammenkrümmen und Wärme, doch anders als beim Magnesiumsalz lindert zudem fester Druck. Wenn Ihr Kind also die Faust fest in den Bauch presst oder Ihr Baby bei Koliken offensichtlich lieber auf dem Bauch liegt, dann ist Colocynthis das passendere Mittel.
Magnesium phosphoricum steht auch als Schüßler-Salz Nr. 7 zur Verfügung.

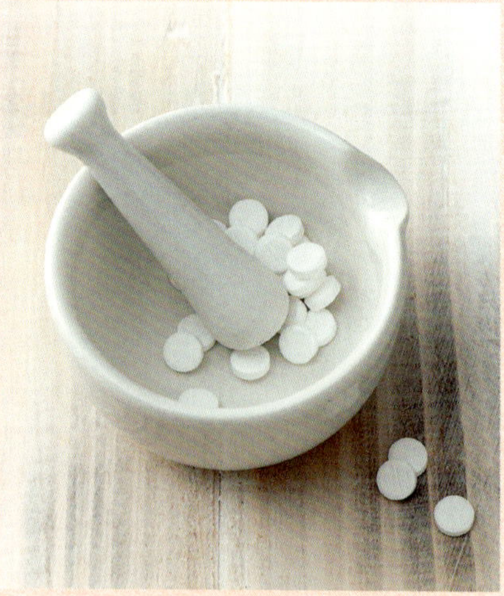

## Lycopodium: der Geblähte

Der Bärlapp – Lycopodium –, ein uraltes Moos, ist wichtig für alle, die sowohl mit ihrem geringen Selbstvertrauen als auch mit ihrem geblähten Ego und aufgetriebenen Bauch Probleme haben.
**Bewährt bei:** Blähungen, Verdauungsstörungen, schulischen Problemen, rechtsseitigen Beschwerden (etwa Hals, Ohr)

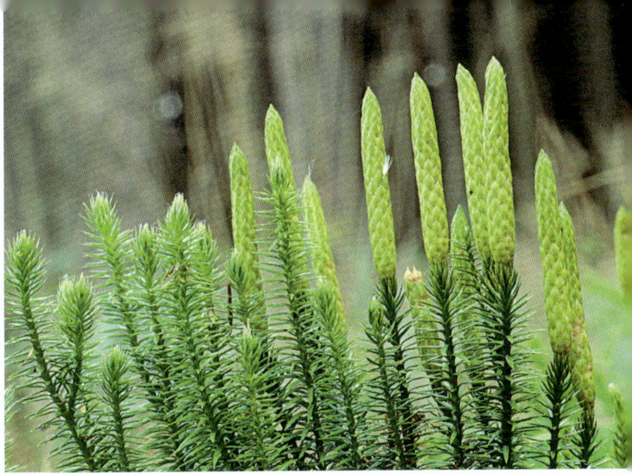
Der Bärlapp, der in Wäldern, auf Wiesen und im Gebirge wächst, ist auch unter dem volkstümlichen Namen Drudenfuß bekannt.

### Der Lycopodium-Typ

Das Kind ist dünn und hat einen aufgeblähten Bauch. Als Säugling runzelt es wie ein Greis die Stirn und fremdelt stark. Es beschäftigt sich gut allein, muss aber wissen, dass jemand in der Nähe ist. Es ist oder war lange Zeit Daumenlutscher. Es weint schnell, ist nervös, schüchtern und hat zuerst kein Selbstvertrauen. Sobald dieses aber einmal gefasst ist, kann es furchtbar angeben und Schwächere (sowie die Eltern) tyrannisieren und schikanieren. Morgens ist der Typ oft sehr schlecht gelaunt.

### Die wichtigsten Symptome und Anwendungsgebiete

- Häufig gebrauchtes Mittel bei Dreimonatskoliken
- Kind hat Heißhunger auf Süßes, mag nur warme Speisen und isst nur, was es kennt, ist jedoch oft schon nach wenigen Bissen voll und hat häufig Blähungen
- Verträgt keine enge Kleidung am Bauch
- Macht viele Schreibfehler, hat ein schlechtes Gedächtnis
- Beschwerden wie Ohrenschmerzen oder Mandelentzündung beginnen rechtsseitig, bestehende Neigung zu Bronchitis
- Beschwerden sind oft zwischen 16 und 20 Uhr schlimmer

## Wichtige Mittel bei Schulproblemen

**Calcium carbonicum** ▸ Seite 109: Spätentwickler mit langsamer Auffassung, daher schnell in der Schule überfordert
**Lycopodium:** Kind lässt beim Schreiben Buchstaben aus, verdreht oder verwechselt sie wie bei Legasthenie, vergisst Endungen, hat ein schlechtes Gedächtnis für Gelesenes, Namen und Worte
**Nux vomica** ▸ Seite 74: Kind ist gereizt, gestresst, aufbrausend, schlecht im Rechnen, verliert beim Lernen und Lesen den Faden

## Cuprum metallicum: gegen Spasmen und Krämpfe

Metallisches Kupfer – Cuprum metallicum – ist eines der wichtigsten Krampfmittel in der Homöopathie.

**Bewährt bei:** Magen- und Bauchkrämpfen, Krampf des Magenpförtners, Schluckauf, Durchfall mit Kolik, Epilepsie, Muskel- und Wadenkrämpfen, krampfartigem Husten, Keuchhusten

### Die wichtigsten Symptome und Anwendungsgebiete

- Krämpfe und Krampfanfälle des Neugeborenen oder Kleinkinds
- Krämpfe in den Fingern oder Zehen (beginnend)
- Krämpfe mit Blaufärbung von Gesicht und Lippen (Zyanose)
- Krampfartiger Husten, Keuchhusten und Asthma, Atemnot durch krampfartiges Zusammenschnüren der Brust
- Schluckauf, eventuell mit Erbrechen
- Anfallartiges Erbrechen durch Pylorusstenose (Verengung des Magenpförtners), gurgelndes Geräusch beim Trinken
- Krampfartige Bauchschmerzen, Koliken, mit heftigen, wässrig-grünlichen (Sommer-)Durchfällen

### Wichtige Mittel bei Keuchhusten

**Belladonna** ▸ **Seite 60**: bellender Husten, knallroter Kopf

**Cuprum metallicum:** Kind ist blass und erschöpft, läuft beim Husten blau an, lang anhaltende Hustenanfälle mit Krämpfen und Zuckungen

**Drosera** ▸ **Seite 84**: Hauptmittel; Kind hustet wie ein Maschinengewehr, mit Würgen und Erbrechen als weiteren Symptomen, dunkel- bis blauroter Kopf

**Ipecacuanha** ▸ **Seite 85**: Kind ist blass, läuft beim Husten blau an, erstickender Rasselhusten mit Würgen und Erbrechen

**Pulsatilla** ▸ **Seite 88**: viel Schleim am Ende der Erkrankung

### Wichtige Mittel bei Krämpfen

**Cuprum metallicum:** Krämpfe mit Zuckungen; auch bei spastischem Husten

**Magnesium phosphoricum** ▸ **Seite 70**: Muskelkrämpfe nachts, nach Anstrengung, Musizieren, Schreiben; auch Koliken

INFO

**KRAMPFLÖSER IN DER HOMÖOPATHIE**

Neben Cuprum metallicum ist Magnesium phosphoricum ▸ **Seite 70** das wichtigste allgemein krampflösende Homöopathikum in diesem Ratgeber. Bei Bauchkrämpfen spielen auch Colocynthis ▸ **Seite 70** und Chamomilla ▸ **Seite 67** eine wichtige Rolle.

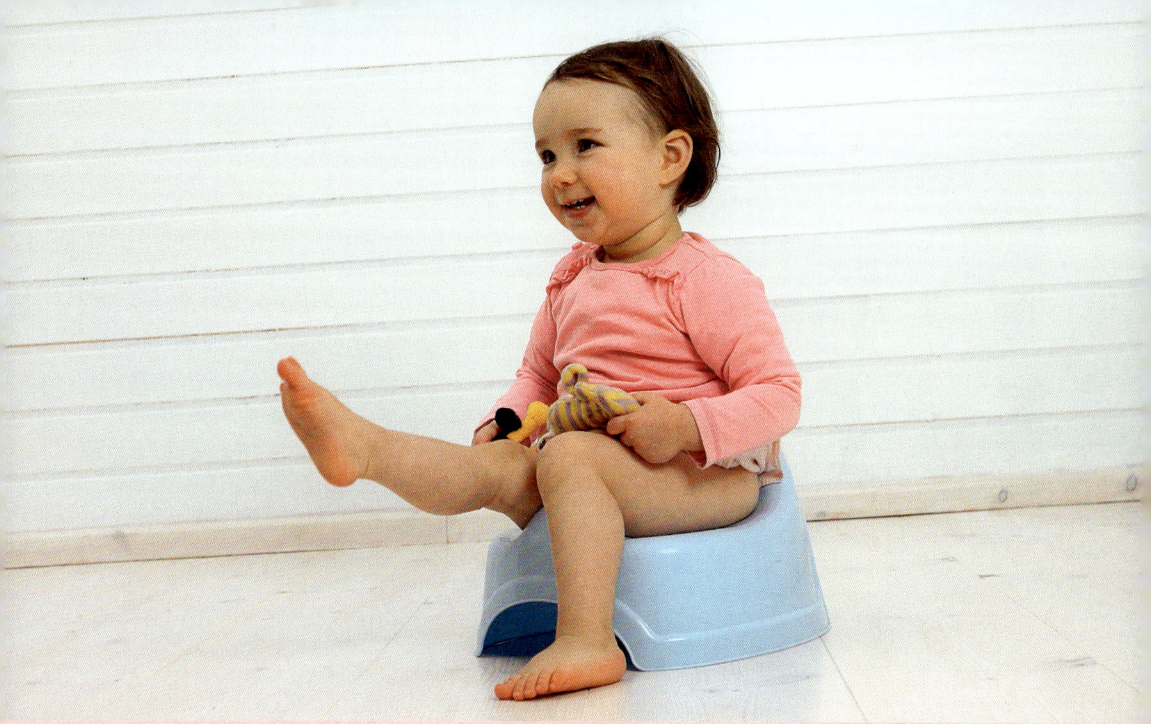

# DURCHFALL UND VERSTOPFUNG

Im Bauch sitzt unser zweites Gehirn: das Verdauungssystem. Wenn es nicht mehr weiß, wie es die Flut der einströmenden Reize – von ungesunden Essgewohnheiten bis hin zu Leistungsdruck – verarbeiten soll, gerät der Organismus aus dem Gleichgewicht. Nux vomica, eines der zentralen Mittel der Homöopathie, galt für die Erwachsenen von jeher als effektive Katerarznei. Für die Kinder ist es auf dem Weg dorthin. Denn auch bei ihnen fordert das Prinzip der permanenten Überreizung bereits seinen Tribut. Ein bislang weit unterschätztes Problem sind Nahrungsmittelunverträglichkeiten.

Die drei Helfermittel sind Okoubaka bei leichten Nahrungsmittelvergiftungen sowie bei Unverträglichkeiten, Arsenicum album, wenn das Kind von Brechdurchfall geplagt wird, und nicht zuletzt Opium, wenn bei Verstopfung im Darm »nichts mehr geht«.

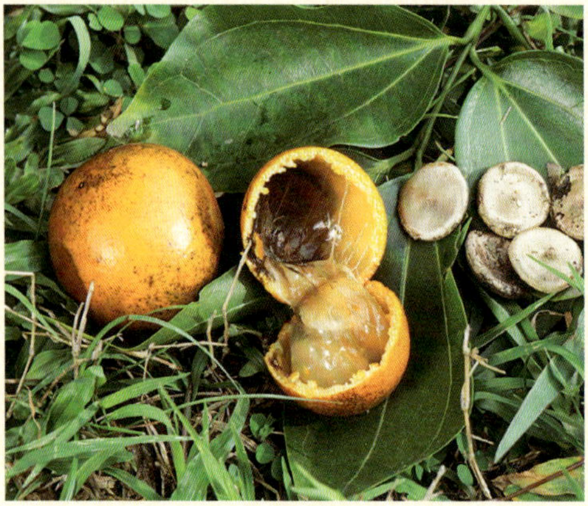

Kinder stehen heute oft unter enormem Leistungsdruck – da hilft Nux vomica.

## Nux vomica: die homöopathische Kater-Arznei

Nux vomica wird aus den Samen des Brechnussbaumes gewonnen, der in Ostindien, Sri Lanka und Nordaustralien wächst. Schon immer passte die Brechnuss perfekt zu ehrgeizigen, reizbaren Managertypen, die den Großteil des Tages sitzend am Schreibtisch verbringen. Wer hätte allerdings ahnen können, dass diese Beschreibung im neuen Jahrtausend auch auf viele unserer Kinder zutreffen würde?

### Zustand und Typ Ihres Kindes

Der Nux-vomica-Typ ist der Wortführer in seiner Clique, hat eine äußerst rasche Auffassungsgabe, will der Beste sein, will sich nichts mehr sagen lassen, akzeptiert keine Grenze. Wenn Ihr Kind schon mürrisch und nörgelig zum Frühstück erscheint und ihm danach buchstäblich zum Kotzen ist, ist das ein Hinweis auf Nux vomica. Dieser Typ hat schon beim Aufwachen Schmerzen im Hinterkopf. Die Bauchwände fühlen sich wund und wie geprellt an. Der Magen gerät in Unordnung, das gesamte Nervensystem reagiert überempfindlich, Verstopfung wechselt mit Durchfall. Der Nux-vomica-Typ arbeitet von klein auf hart, ist anspruchsvoll und effizient. Aber leider übertreibt er es auch oft. Die Sache läuft aus dem Ruder.

### Was liegt vor?

Enormer Leistungsdruck in der Schule, Konkurrenzkampf, das vermeintliche Recht des Stärkeren, sitzende Lebensweise, mangelnde Ausgewogenheit in der Ernährung spiegeln in der Welt unserer Kinder genau

INFO

**EINFACH ZU VIEL**

Überreizt und gestresst – so fühlt sich der kleine Nux-vomica-Patient. Der Schlüssel zu diesem Mittel ist das Zuviel: zu viel Zucker, zu viele Partys, zu viel Spielkonsole, zu viel Fernsehen, zu viel schweres Essen, in späteren Jahren vielleicht auch zu viel Alkohol oder Drogen.

die Umstände wider, in denen Nux vomica wirksam wird. Zum täglichen Stress kommen immer früher Alkohol (im Durchschnitt mit 11 Jahren), Zigaretten (im Durchschnitt mit 12 Jahren) und Sex (im Durchschnitt mit 13 Jahren) hinzu. Von Drogen gar nicht erst zu reden. Nux vomica, die homöopathische Kater-Arznei, kann helfen, eine derart überschießende und selbstzerstörerische Energie wieder auf ein gesundes Maß herunterzuregeln.

## Hier hat sich Nux vomica bewährt

Nux vomica hilft bei Stress, Überreizung, Kopfweh, Übelkeit, Magenbeschwerden (Geschwüre nehmen bei Kindern stetig zu), Sodbrennen, Aufstoßen, spastischer Verstopfung, Schwindel, Schlafstörungen.

## Typische Auslöser der Beschwerden

Zu viele Stimulanzien (Kaffee, Nikotin, Alkohol oder Drogen) und Medikamente, Vergiftungen, Chemotherapie, verdorbene oder zu schwere Nahrung, Stress, Ärger und Widerspruch

## Diese Symptome Ihres Kindes sprechen für Nux vomica

- Morgens wirkt Ihr Kind wie verkatert und ist verdrossen.
- Ihr Kind ist sehr gestresst, gereizt und überempfindlich.
- In Gruppen ist es immer der Wortführer.
- Sein Verhalten ist aggressiv, das Temperament cholerisch.
- Morgens ist Ihrem Kind oft schlecht, aber es kann trotz vielem Würgen nicht erbrechen.
- Das Essen liegt ihm wie ein Stein im Magen, obwohl es Fett gut verträgt.
- Es hat eine Neigung zu krampfartigen Schmerzen (Koliken) und Beschwerden.
- Es leidet an Verstopfung mit vergeblichem Drang und Bauchkrämpfen.
- Es leidet an saurem Aufstoßen, Sodbrennen und Magenschmerzen ein bis zwei Stunden nach dem Essen.
- Die Sinnesorgane sind überempfindlich gegen Geräusche, Gerüche, Licht und Berührung.
- Das Kind friert schnell und erkältet sich leicht. Besonders Luftzug und Kälte sind ihm verhasst und machen es krank.

TIPP

**PROBATES MITTEL ZUR ENTGIFTUNG**

Durch seine stark entgiftende Wirkung ist Nux vomica eine der wichtigsten Arzneien, um die Nebenwirkungen einer Chemotherapie bei einer Krebserkrankung abzupuffern. Es hat sich auch zur Entgiftung bei Drogen- oder Alkoholentzug bewährt.

### Modalitäten

Die Beschwerden bessern sich durch Wärme, Ruhe und abends. Sie verschlimmern sich durch Stimulanzien, obwohl Verlangen danach besteht, außerdem durch Stress, Ärger, Zorn, geistige Anstrengung, Kälte und Luftzug.

## Wichtige Mittel bei Übelkeit und Erbrechen

**Bryonia** ▸ **Seite 86**: Übelkeit, Erbrechen, stechende Magenschmerzen, Durchfall nach kalten Getränken; Kind ist gereizt, möchte seine Ruhe haben, hat gierigen Durst

**Ignatia** ▸ **Seite 119**: Würgen mit Kloßgefühl im Hals bei Kummer und Sorgen, Kind seufzt viel, ist sehr launisch, hat Bauchweh

**Ipecacuanha** ▸ **Seite 85**: beständige Übelkeit mit Erbrechen, reichlicher Speichelfluss, Zunge hat keinen Belag

**Nux vomica:** viel Würgen und (vergeblicher) Brechreiz, krampfartige Bauch- und Magenschmerzen; sehr gereizt

**Okoubaka** ▸ **Seite 77**: Durchfall, Übelkeit, Erbrechen und Bauchschmerzen aufgrund der unterschiedlichsten Ursachen

**Pulsatilla** ▸ **Seite 88**: ranziges Aufstoßen und galliges Erbrechen nach Fett, Eis, Kuchen, Durcheinanderessen; Kind braucht frische Luft, ist weinerlich und durstlos

## Wichtige Mittel bei Durchfall

**Argentum nitricum** ▸ **Seite 121**: Durchfall aus Angst, Nervosität, nach Süßem

**Arsenicum album** ▸ **Seite 78**: heftiger Brechdurchfall durch verdorbene Nahrung; Kind ist blass, kalt, unruhig, ängstlich

**Bryonia** ▸ **Seite 86**: Sommerdurchfall, an heißen Tagen nach kalten Getränken; Kind ist durstig auf Kaltes, muss Ruhe geben, da Bewegung die Beschwerden verschlimmert

**Chamomilla** ▸ **Seite 67**: stinkender grüner Durchfall mit Bauchkoliken; sehr ungehaltenes Kind, will getragen werden

**Okoubaka** ▸ **Seite 77**: bei Lebensmittelunverträglichkeit und Infekt

**Pulsatilla** ▸ **Seite 88**: Durchfall nach Fett, Obst und Eiscreme

**Sulfur** ▸ **Seite 95**: Durchfall treibt das Kind morgens aus dem Bett; nach Antibiotika-Einnahme; auch chronisch und im Wechsel mit Verstopfung

## TIPP

### SÄUGLINGSERBRECHEN UND MILCHUNVERTRÄGLICHKEIT

Beim Säuglingserbrechen und bei Milchunverträglichkeit hat sich die Hundspetersilie, Aethusa D6 (Dosierung ▸ **Seite 41**), bewährt. Daneben spielen hier die Typenmittel Calcium carbonicum ▸ **Seite 109** und Calcium phosphoricum ▸ **Seite 102** sowie Okoubaka ▸ **Seite 77** und Cuprum metallicum ▸ **Seite 72** eine wichtige Rolle.

## Okoubaka: der Darmsanierer

Das Mittel aus der Rinde des afrikanischen Okoubaka-Baums scheint die Entgiftung des gesamten Körpers über das Leber-Galle-System und über die Bauchspeicheldrüse anzuregen. Es hilft somit bei leichten Nahrungsmittelvergiftungen, aber auch bei Nahrungsmittelallergie oder -unverträglichkeit, bei Belastung mit Chemikalien und Arzneimitteln wie Antibiotika, selbst gegen die Toxine einer Chemotherapie. Auch, wenn Ihr Kind nach einem Infekt nur schwer wieder zu Kräften kommt, sowie bei der Darmsanierung nach einer Antibiotika-Behandlung hat sich Okoubaka bewährt.

**Bewährt bei:** Magen-Darm-Infektionen, Nahrungsmittelunverträglichkeiten, Vergiftungen, Fernreisen (ungewohnte Nahrung), Nahrungsumstellung des Kleinkindes, Schwäche nach Infekten und Antibiotika-Therapien, als begleitendes Entgiftungsmittel bei Allergien, Hauterkrankungen sowie nach einer Wurmkur

### Die wichtigsten Symptome und Anwendungsgebiete

- Blähungen, Übelkeit, Aufstoßen und Erbrechen
- Empfindlicher Darm mit Bauchschmerzen
- Wechsel zwischen Durchfall und Verstopfung, unregelmäßiger Stuhlgang
- Kind ist appetit- und kraftlos, müde, leistungsschwach
- Leber-, Galle- und Bauchspeicheldrüsenerkrankungen
- Vergiftungen, etwa durch Lebensmittel oder Arzneimittel
- Lebensmittelunverträglichkeiten, Nahrungsumstellung
- Medikamenten- und Nahrungsmittelallergien
- Nach Infektionen und Infekten mit Kraftlosigkeit

### Dosierung und Anwendung

Okoubaka D2 als Globuli oder Tabletten (Tabletten enthalten Gluten und Laktose, Vorsicht bei Allergien!) anfangs alle ein bis zwei Stunden eine Gabe. Ab dem zweiten Tag alle zwei bis drei Stunden, ab dem dritten Tag dreimal täglich. Bei Nahrungsumstellung: dreimal täglich eine Gabe schon eine Woche vorab.

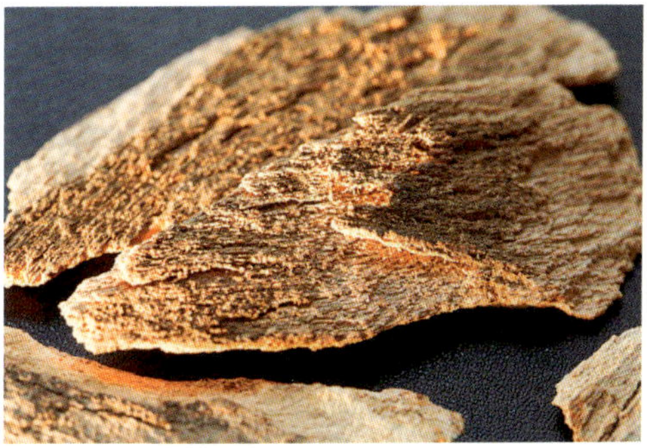

Die Rinde des afrikanischen Okoubaka-Baums hat sich als Topmittel unter den Homöopathika erwiesen.

## Arsenicum album: gegen Brechdurchfall

Leidet Ihr Kind unter einem heftigen, stark schwächenden Durchfall mit Erbrechen, egal ob aufgrund eines verdorbenen Lebensmittels oder einer Magen-Darm-Grippe (etwa durch den Noro-Virus), sollten Sie immer zuallererst das Mittel Arsenicum album in Betracht ziehen, welches Arsen in einer sehr hohen und deshalb ungiftigen Verdünnung enthält.

**Bewährt bei:** Durchfall, Erbrechen, Übelkeit, Schwäche, Abmagerung, Ängsten, Unruhe, aber auch bei Schnupfen, Asthma, brennenden Magen-, Nerven- und Halsschmerzen, Ekzemen

### Der Arsenicum-album-Typ

Das Kind ist ungewöhnlich ordentlich und gewissenhaft. Es legt Wert auf gute Kleidung, verhält sich oft pedantisch und lehrerhaft. Im Krankheitsfall ist es eher ängstlich, unruhig, getrieben und verspannt.

### Die wichtigsten Symptome und Anwendungsgebiete

- Kind wirkt blass, schwach, kalt, ängstlich-panisch, hat ein spitzes, eingefallenes Gesicht, sieht angegriffen aus, kann sich aber nicht ruhig halten
- Ängstliche Unruhe (besonders nachts), Kind hat Angst vor dem Alleinsein und davor, nicht gesund zu werden
- Es fühlt sich besser in der Gesellschaft anderer Menschen
- Kind ist sehr verfroren, entkräftet und schwach, hat großes Verlangen nach Wärme und warmen Getränken, die es in kleinen Schlückchen trinkt
- Durchfall und Erbrechen (Brechdurchfall) mit Bauch- und Magenkrämpfen, besonders nach Fisch, Früchten und Eis
- Brennende Schmerzen (Magen, Darm, Anus, Hals, Haut), die aber durch Wärme (meist) gebessert werden
- Asthma mit pfeifender Einatmung, Atemnot und Angst
- Beschwerden treten in vielen Fällen periodisch auf, werden schlimmer durch Kälte und Nässe sowie nachts zwischen Mitternacht und 3 Uhr

WICHTIG

**VERLORENE FLÜSSIGKEIT ERSETZEN**

Flüssigkeitsverluste (Dehydration) beispielsweise durch Erbrechen, Durchfall und auch Fieber werden für Kinder schnell gefährlich, da ihr Körper einen hohen Wasseranteil besitzt. Geben Sie Ihrem Kind daher reichlich Flüssigkeitsersatz mit Mineralien und Zucker, zum Beispiel das Fertigpräparat Elotrans®.

## Opium: wenn der Darm lahmliegt

Der Schlafmohn – Opium – ist ein hervorragendes Medikament bei Verstopfung mit Stuhlverhaltung ohne Drang. Tagelang hat das Kind keinen Stuhlgang. Oft wird die Verstopfung durch Schreck, Scham oder Angst vor Schmerzen beim Stuhlgang hervorgerufen.

**Bewährt bei:** chronischer Verstopfung ohne jeglichen Drang als Folge von Schreck, Schock, Angst oder einer Narkose

### Die wichtigsten Symptome und Anwendungsgebiete

- Tagelang kein Stuhldrang
- Stuhl ist hart und klein (»Hasenboller«)
- Angst vor der Stuhlhygiene oder vor möglichen Schmerzen beim Stuhlgang
- Kind scheint durch seelische Ereignisse wie Angst, Aufregung oder einen Schreck wie gelähmt, bekommt nichts auf die Reihe, weiß nicht, was es tun soll, wirkt abwesend, bewegt sich wie im Traum, schläft unnatürlich viel

### Wichtige Mittel bei Verstopfung

**Bryonia** ▸ Seite 86: trockener, harter, dunkler, meist großvolumiger Stuhl, »wie verbrannt«, mit gierigem Durst auf Kaltes

**Calcium carbonicum** ▸ Seite 109: Kind tagelang ohne Stuhlgang, fühlt sich wohl dabei; eher korpulentes Kind

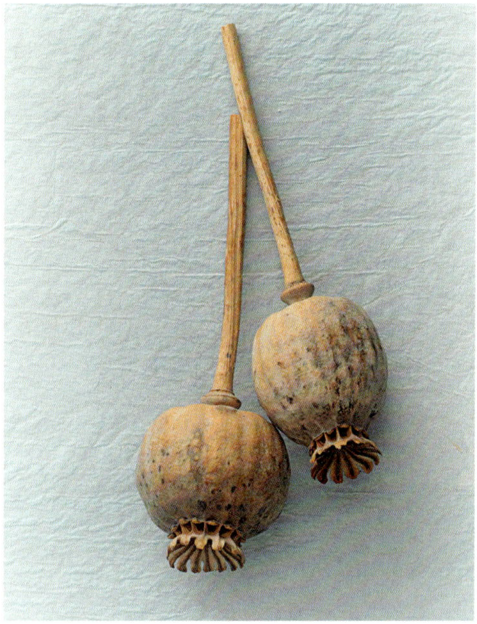

Opium wird bei Beschwerden eingesetzt, die infolge von Schock, Aufregung, Angst oder Narkose auftreten.

**Nux vomica** ▸ Seite 74: immer wieder erfolgloser, vergeblicher Stuhldrang mit krampfartigem Drängen (spastische Verstopfung), Kind »möchte, aber kann nicht«

**Opium:** träge Verstopfung, tagelang ohne Stuhldrang, Kind ist wie gelähmt; nach Angst, Schreck, Schock oder Narkose (auch nach Kaiserschnitt)

**Silicea** ▸ Seite 114: Stuhl schlüpft zurück, mühsamer Stuhlgang

**Sulfur** ▸ Seite 95: Durchfall und Verstopfung im Wechsel

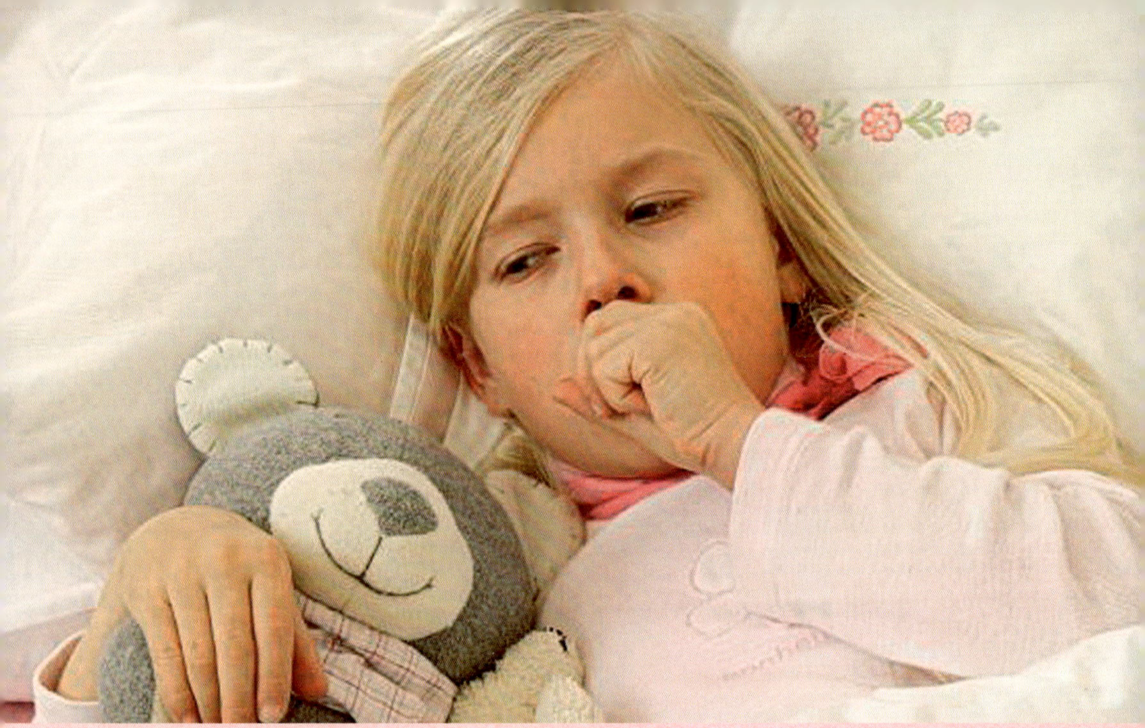

# HUSTEN

Bei vielen Kindern setzen sich Erkältungen vor allem in Hals, Nase und Ohren fest. Doch bei manchen geht jeder Infekt eine Etage tiefer – auf die Bronchien oder in die Lunge. In der Homöopathie gibt es einige wirksame Arzneien für Husten, je nachdem, wann er auftritt, wie er sich anhört und wie er sich auf das Kind auswirkt. Auch Keuchhusten-Symptome können sanft gelindert werden. Doch was die Anfälligkeit des Lungengewebes angeht, sticht ein Mittel in ganz besonderer Weise hervor: Phosphorus. Zur Seite gesellen sich diesem Lungenspezialisten die drei Helfermittel Drosera bei Keuchhusten, Ipecacuanha, wenn das Kind unter Übelkeit und Erbrechen leidet und wenn ein zunächst trockener Husten später mit schwer löslichem Schleim einhergeht, sowie nicht zuletzt Bryonia bei trockenem Husten.

## Phosphorus: der Lungenspezialist

Der gelbe Phosphor – Phosphorus – ist ein in seiner reinen Form hochgiftiges chemisches Element. Wegen seiner Leuchtkraft wird er auch als »Lichtträger« bezeichnet. Diese Eigenschaft trifft im übertragenen Sinne auch auf das Kind zu, dem das Mittel helfen kann. Das Strahlen und die Leichtigkeit seines Wesens sind unübersehbar.

### Zustand und Typ Ihres Kindes

Ihr Kind ist schmal, feingliedrig, mit zarter Haut, eventuell rötlichem Haar und feinen Händen. Es ist außerordentlich warmherzig, freundlich und extrovertiert. Es nimmt alles an, was man ihm sagt, und setzt es bereitwillig um. Sie können in ihm lesen wie in einem offenen Buch. Wird ein Freund krank, so nimmt es diesen Einfluss auf und befürchtet, nun selbst krank zu werden. Seine Schwachstelle ist seine Lunge: das Organ, durch das wir in einem ständigen unmittelbaren Austausch mit der Außenwelt stehen. Jede Erkältung scheint sich dort niederzuschlagen.

### Was liegt vor?

Oft beginnen Symptome mit einer intensiven geistigen oder körperlichen Anstrengung. Ihr Kind wirkt sehr furchtsam, hat eine starke Neigung hochzufahren. Auffällig ist seine starke Blutungsneigung wie beispielsweise Nasenbluten, aber auch das Wiederaufbrechen kleiner Wunden, die schon verheilt schienen.
Ein harmloser Schnupfen wandert zunächst in den Kehlkopf, der sehr schmerzt. Die Stimme ist heiser, abends rau. Der harte, trockene, enge und brennende Husten schüttelt das Kind am ganzen Körper. Es fühlt Enge um und ein großes Gewicht auf der Brust. Seine Atmung ist beschleunigt und flach, vielleicht hat es sogar rostfarben-blutigen oder eitrigen Auswurf.

### Hier hat sich Phosphorus bewährt

Phosphorus hilft bei Erkältung mit sehr schmerzhafter Kehle (Ihr Kind kann deshalb nicht sprechen), bei hartem, trockenem Husten, Lungenentzündung, starker Blutungsneigung, leicht blutendem Zahnfleisch, Nasen- statt Regelblutung, stark blutenden Wunden, Erbrechen nach Operationen.

INFO

**BEEINDRUCKBAR**

Deutlich ist beim Phosphorus-Typ seine Schreckhaftigkeit und seine große Angst vor Gewittern. Überhaupt ist das Kind ebenso leicht wie tief zu beeindrucken. Und wo Sie vielleicht gar nichts Auffälliges sehen, ist es geradezu hellsichtig.

## Typische Auslöser der Beschwerden

Geistige und körperliche Anstrengung, Gewitter, Wetterwechsel

## Diese Symptome Ihres Kindes sprechen für Phosphorus

- Ihr Kind bekommt schnell blaue Flecken und blutet leicht.
- Es hat viele Ängste und Vorahnungen.
- Es fürchtet sich vor Gewitter, Ärzten und Krankheiten.
- Es ist schnell erschöpft, aber nach einem kurzen Schläfchen auch schnell wieder fit.
- Nachts hat es Heißhungerattacken auf Eiscreme, Saures, Salziges und Durst auf eiskalte Getränke.
- Wenn sich Nahrung oder Getränke im Magen erwärmen, erbricht das Kind.
- Jede Erkältung geht auf die Bronchien.
- Entzündungen schmerzen und brennen.
- Als Erstes entzündet sich der Kehlkopf, die Stimme wird rau und versagt, Reden schmerzt.
- Ihr Kind leidet unter hartem, trockenem Husten.
- Eventuell kann sich blutig gestreifter Auswurf zeigen.

## Modalitäten

Die Beschwerden bessern sich in der Dunkelheit, durch Schlaf, Liegen auf der rechten Seite, kalte Nahrung, Waschen mit kaltem Wasser, im Freien und bei Kälte. Sie verschlechtern sich durch Berührung, Anstrengung, Feuchtwerden bei heißem Wetter, warme Nahrung oder Getränke, abends, bei Wetterwechsel, Gewitter oder Zwielicht sowie beim Liegen auf der linken oder schmerzhaften Seite.

### WICHTIG

**LUNGENENTZÜNDUNG**
**Phosphorus ist ein großartiges Mittel bei Lungenentzündung, speziell im unteren rechten Lungenflügel. Doch die Behandlung einer Lungenentzündung sollte nur durch einen (homöopathisch erfahrenen) Arzt erfolgen.**

## Wichtige Mittel bei eher trockenem Husten

**Aconitum** ▸ Seite 53: trockener, akuter, kruppartig klingender Husten, der nachts plötzlich auftritt, im Kehlkopf zu sitzen scheint und zu pfeifender Atemnot führen kann

**Belladonna** ▸ Seite 60: nächtlicher, kurzer, bellender Kitzelhusten mit Fieber und dampfendem Schweiß

**Bryonia** ▸ Seite 86: das Hauptmittel für trockenen, harten, schmerzhaft stechenden Husten, der sich allmählich entwickelt; Kind hält sich vor Schmerzen die Brust und hat einen gierigen Durst auf Kaltes

**Drosera** ▸ **Seite 84**: bellender, blecherner Husten mit plötzlichen, heftigen Hustenanfällen wie ein Maschinengewehr, die dem Kind regelrecht den Atem rauben; Kind hält sich die Brust beim Husten und muss sich aufsetzen; trockener, unproduktiver Husten, muss husten, bis es würgt oder sich gar erbricht

**Phosphorus** ▸ **Seite 81**: Reizhusten mit Heiserkeit bis hin zur Stimmlosigkeit; trockener, harter Husten mit stark brennenden Schmerzen in Hals, Kehlkopf und Brust; Blut im abgehusteten Schleim oder Nasenbluten, leichte Erschöpfung mit großem Durst

**Spongia:** kruppartiger Husten mit krächzender Heiserkeit, Kind giemt wie durch einen Schwamm; Beschwerden treten nachts um 24 Uhr auf und reißen das Kind aus dem Schlaf; es muss sich aufsetzen, wirkt ängstlich und schwach; auch bellender Husten und pfeifende Einatmung; es muss sich ständig räuspern

## Wichtige Mittel bei eher feuchtem Husten mit Auswurf

**Antimonium tartaricum** D12: tiefer, rasselnder, erstickender Husten mit reichlich zähem, weißlichem Schleim, der nur mit Mühe und Würgen abgehustet werden kann; Atemnot und Übelkeit, (Klein-)Kind ist schwach, blass mit bläulichen Lippen und großer Benommenheit und Schläfrigkeit; es ist verdrießlich, ängstlich und mag nicht angefasst werden; Aufsetzen und frische Luft bessern

**Hepar sulfuris** ▸ **Seite 64**: schmerzhafter, bellender Husten mit zähem, gelb-grünem Auswurf und deutlicher Besserung durch feucht-warme Inhalationen; Kind leidet unter extremer Kälteempfindlichkeit und hat klebrige und säuerlich riechende Schweiße

**Ipecacuanha** ▸ **Seite 85**: pfeifender Husten mit Übelkeit und Erbrechen, Schleimrasseln in den Bronchien, Kind kann kaum den zähen Schleim abhusten – und wenn, dann oftmals nur unter heftigem Würgen –, Kurzatmigkeit und Erstickungsgefühl, blasses Gesicht wird beim Anfall erst rot, dann blau, Hustenanfall erschöpft das Kind ganz außerordentlich

**Pulsatilla** ▸ **Seite 88**: Husten mit reichlich gelb-grünem Schleim, der sich morgens gut abhusten lässt; während des restlichen Tages eher trockener Husten; Kind ist sehr launisch, anhänglich und nah am Wasser gebaut; typisch ist auch die Durstlosigkeit

### WICHTIG

**GLEICH ZUM ARZT!**

Bei beginnender Lungenentzündung hat das Kind hohes Fieber, Brustschmerzen und eine flache Atmung. In diesem Fall müssen Sie sofort den Arzt rufen!

## Drosera: wenn das Kind nur noch keucht

Gegen Keuchhusten gab es beim Erfinder der Homöopathie nur eins: diese kleine, fleischfressende Pflanze namens Sonnentau. **Bewährt bei:** akuten Atemwegsinfekten, Husten, Heiserkeit, Kehlkopfentzündung sowie bei Keuchhusten und Pseudokrupp

### Die wichtigsten Symptome und Anwendungsgebiete

- Tiefer, bellender, keuchender Husten, Gesicht läuft dunkelrot an

Mit den Tentakeln ihrer Blätter fängt die fleischfressende Pflanze Drosera Insekten ein.

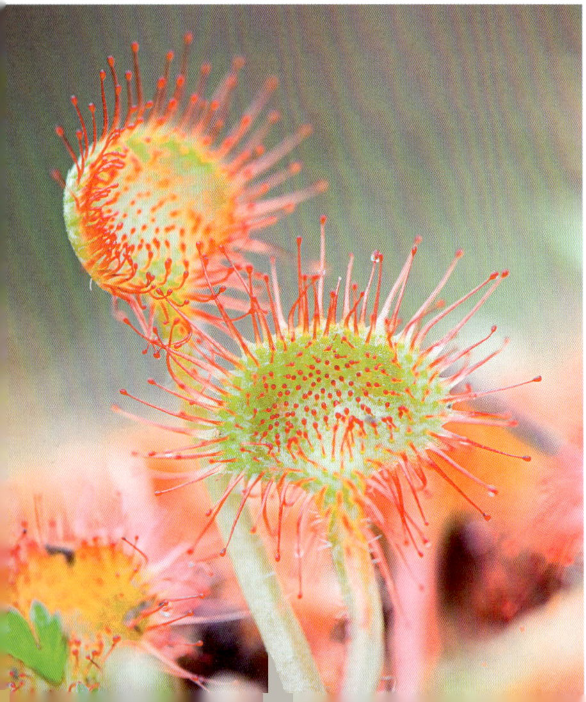

- Kind hustet wie ein Maschinengewehr
- Heisere, tonlose Stimme, das Sprechen schmerzt
- Kitzelreiz in der Luftröhre zwingt das Kind zum Husten
- Auswurf ist gering, zäh, gelb
- Kind würgt und erbricht (auch Ipecacuanha ▸ Seite 85)
- Rachen ist wund und trocken, Kind hält sich die Brust beim Husten (auch Bryonia ▸ Seite 86)
- Husten wird schlimmer nach 24 Uhr, durch Sprechen und Wärme und im Liegen (Kind muss sich aufsetzen)

### Wichtige Mittel bei Pseudokrupp

**Aconitum** ▸ Seite 53: erstes Mittel; um etwa 24 Uhr bei plötzlichem Husten mit Atemnot und pfeifender Einatmung

**Drosera:** raue, heisere Stimme, salvenartiger Husten, raubt den Atem, das Kind muss sich aufsetzen, würgt und erbricht; nach Mitternacht

**Hepar sulfuris** ▸ Seite 64: anfangs trockener Husten wird rasselnd mit zähem, gelbem, schwer abzuhustendem Auswurf, der Erstickungsgefühle bereitet, Stimme tonlos bis heiser; gegen Morgen; warmer, feuchter Dampf hilft

**Spongia D6:** krächzende, heisere Stimme mit ziehender Ausatmung, kruppartiger, bellender Husten, Kind räuspert sich ständig; Atemnot aus dem Schlaf heraus gegen 24 Uhr

## Ipecacuanha: wenn das Kind nur noch erbricht

Früher wurde die brasilianische Brechwurzel – Ipecacuanha – als Brechmittel verwendet, daher stammt ihr Name. Als klares Beispiel für das homöopathische Ähnlichkeitsprinzip hemmt sie homöopathisch den Brechreiz, auch beim Husten.
**Bewährt bei:** Übelkeit, Erbrechen sowie bei Husten

### Die wichtigsten Symptome und Anwendungsgebiete

- Anhaltende Übelkeit mit Erbrechen, wobei das Erbrechen nicht erleichtert (anders als bei Nux vomica ▸ **Seite 74**)
- Anfangs trockener Husten mit Heiserkeit, später Rasseln in den Bronchien mit schwer löslichem Schleim
- Der Schleim lässt sich schwer abhusten, daher würgende Husten- und Erstickungsanfälle mit Erbrechen und Übelkeit, das eher blasse Kind wird beim Anfall rot bis blau
- Der Husten wird mit jedem Atemzug heftiger; Husten mit Atemnot und Engegefühl in der Brust
- Auffallend: Zunge ist nicht belegt, häufig viel Speichelfluss; der Mund ist feucht; bei starker Speichelbildung kommt es zum Sabbern; typisch: dunkle Augenringe
- Nasenbluten durch Husten (auch Drosera ▸ **Seite 84** sowie Ferrum phosphoricum ▸ **Seite 56**)

WICHTIG

**BRONCHIOLITIS**
Bei Bronchiolitis (zum Arzt!), der häufigsten Virusinfektion der unteren Atemwege im ersten Lebensjahr, die oft einen Krankenhausaufenthalt erfordert, haben sich Ipecacuanha und Antimonium tartaricum D12 bewährt.

## Wichtige Mittel bei Asthma bronchiale (zum Arzt!)

**Aconitum** ▸ **Seite 53**: plötzlicher Anfall; Atemnot und pfeifende Einatmung; große Angst und Unruhe
**Antimonium tartaricum D12:** feuchtes Asthma mit reichlich zähem Schleim, der nicht hochgehustet werden kann; schwächliches Kind, muss sich aufsetzen
**Arsenicum album** ▸ **Seite 78**: trockenes, pfeifendes Asthma; Kind wirkt ängstlich, getrieben, angegriffen und mag es warm
**Ipecacuanha:** feuchtes Asthma mit würgenden Hustenanfällen und rasselnder, pfeifender Einatmung; zäher Auswurf
**Spongia D6:** trockenes Asthma, krächzend-heisere Stimme mit ziehender Ausatmung; kruppartiger, bellender Husten; Atemnot aus dem Schlaf heraus gegen 24 Uhr

## Bryonia: beim trockenen Grippehusten

Wer die rotbeerige Zaunrübe – Bryonia – braucht, leidet unter trockenen Schleimhäuten und trockenem Husten. Bei jeder Bewegung reibt und schmerzt die Stelle, daher hält das Kind notgedrungen still.

**Bewährt bei:** Bronchitis, trockenem Husten und stechenden Schmerzen im Brust- oder Bauchraum, sogar bei Rippenfell- und Lungenentzündung, beim grippalen Infekt sowie bei Durchfall, Verstopfung, Verrenkungen, Prellungen und, sofern die Symptome passen, bei anderen Verletzungsfolgen

### Der Bryonia-Typ

Das Kind ist sehr gereizt. Es möchte seine absolute Ruhe haben, will zu Hause sein und möchte nicht (!) getragen werden.

### Die wichtigsten Symptome und Anwendungsgebiete

- Wahlanzeigend für Bryonia: die geringste Bewegung schmerzt, nur absolute Ruhe bessert
- Schmerzen sind stechend, reibend, reißend, ziehend; Kopfschmerzen sind auch berstend und setzen sich oft am Hinterkopf fest; auch die Bewegung der Augen ist oft unerträglich
- Schleimhäute sind trocken, oft mit rissigen Lippen, bitterem Mundgeschmack und gelb belegter Zunge

**TIPP**

**GRIPPALER INFEKT**

Wenn Ihr Kind bei einem grippalen Infekt auch einen schmerzhaften Husten, trockene Lippen, gierigen Durst und großes Ruhebedürfnis hat, sollten Sie als Erstes an Bryonia denken.

- Gieriger Durst auf große Mengen kalter Getränke
- Husten (vor allem beim Betreten eines warmen Zimmers) ist hart, trocken, hackend und sticht in der Brust; Kind muss sich aufsetzen, hält sich dabei die Brust fest, weil dies den Schmerz lindert; zäher, klumpiger Schleim kommt nur nach viel Räuspern hoch, Stimme ist rau, Hals ist wund
- Grippale Infekte entwickeln sich meistens langsam, Fieber ist zu Beginn trocken, danach folgen säuerliche, klebrige Schweißausbrüche
- Essen liegt wie ein Stein im Magen
- Die Lippen sind trocken, rissig und aufgesprungen
- Durchfall in der Sommerhitze nach kalten Getränken
- Verstopfung mit großen, harten, dunklen Stühlen
- Symptome bessern sich durch Ruhe, Kälte und festen Druck

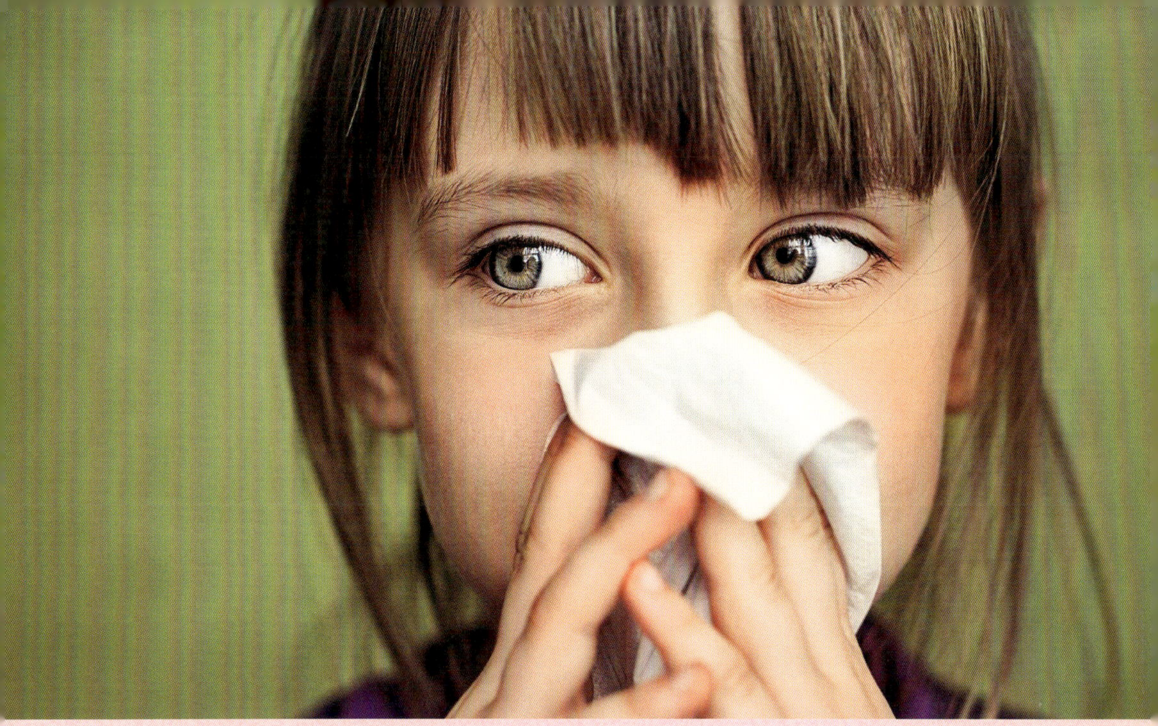

# HALS, NASE, OHREN UND AUGEN

Manche Kinder sind robust und kernig, andere wiederum sind Seelchen, die schnell weinen und sehr anhänglich sind. Spätestens wenn sie krank werden – und in den ersten Lebensjahren sind bei Kindern vor allem Hals, Nase und Ohren anfällig –, zeigen sich ihre besonderen Charakterzüge und Reaktionsweisen. Wenn die passende Arznei nicht nur die körperlichen Symptome lindert, sondern – wie Pulsatilla – auch das Jammern und Klagen besänftigt, ist das nicht nur für das Kind, sondern auch für die Eltern eine große Erleichterung.

Die drei Helfermittel sind: Kalium bichromicum – es ist angezeigt bei dem auffälligen Merkmal Rotzglocke und wenn ein Kind immer wieder verschnupft ist. Phytolacca, wenn Halsschmerzen Probleme bereiten. Euphrasia schließlich ist das Augenmittel schlechthin.

## Pulsatilla: der sanfte Trostspender

Pulsatilla – die Küchenschelle – zeichnet sich in der Natur durch eine ganz besondere Eigenschaft aus. Wenn ein Sturm aufzieht, legt sie sich flach an den Boden und wartet, bis das Unwetter vorbei ist. So passt sie sich ihren Umständen an, ohne zu brechen.

### Zustand und Typ Ihres Kindes

Sanfte Nachgiebigkeit ist nur eine Seite des Charakters. Wechselhafte Stimmungen zwischen himmelhoch jauchzend und zu Tode betrübt sind die andere; sie können sich so schnell ändern wie das Wetter im April. Für sein Wohlbefinden braucht dieses (meist blonde und blauäugige) Kind Harmonie und jede Menge Streicheleinheiten. Es folgt Ihnen wie ein Schatten, und wenn es nicht mit genug Aufmerksamkeit bedacht wird, kann es krank werden. Wird es getadelt, reagiert es mit Verzweiflung, weil die Harmonie aus seiner Sicht gefährdet ist.
Die Schleimhäute von Hals, Nase und Ohren sind oft anfällig für Infekte und Erkältungen, ebenso wie die der Blase. Symptome ziehen oft im Körper umher: Erst tut es hier weh, dann dort. Ebenso wechseln sich körperliche und seelische Beschwerden ab.

Die Küchenschelle ist eine Pflanze von außergewöhnlicher Anpassungsfähigkeit.

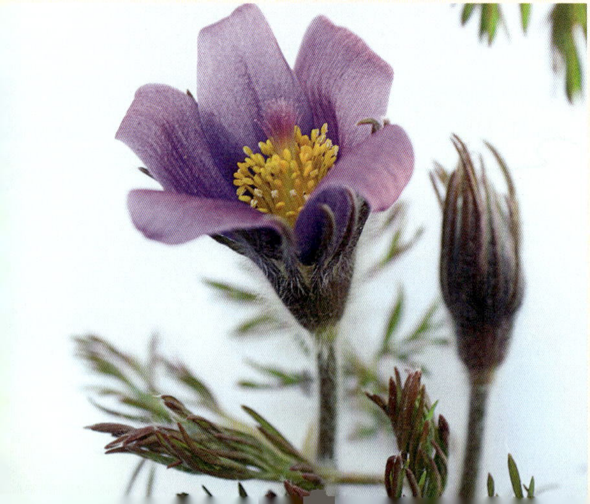

### WICHTIG

**FEINGEFÜHL BITTE!**
**Wenn ein Pulsatilla-Kind weint, schimpfen Sie es bitte nicht! Schimpfen und Anschreien würden seine Beschwerden nur verschlimmern.**

### Was liegt vor?

Eine Erkältung mit insgesamt milden Symptomen und Absonderungen ist im Anflug. Pulsatilla-Kinder frieren leicht und verkühlen sich schnell, obwohl sie frische Luft lieben und überhaupt nicht gern in warmen, stickigen Räumen sind. Auffällig ist die Durstlosigkeit auch bei trockenen Schleimhäuten. Egal, ob sich eine Erkältung an Augen, Hals, Nase oder Ohren zeigt: Die Absonderungen sind dick, mild und gelblich, die Zunge weiß oder gelb belegt, alles fühlt sich wie verstopft an.

Wenn Husten auftritt, ist dieser abends und nachts trocken, morgens jedoch sitzt er locker mit schleimigem Auswurf. Das Kind klagt über Druck auf der Brust und starke Schmerzen. Bei den Hustenstößen kann Urin abgehen. Bei jungen Mädchen kann bei Kummer die Regel ausbleiben.

## Hier hat sich Pulsatilla bewährt

Pulsatilla hilft den eher blonden, blauäugigen, blassen, etwas rundlichen Kindern bei Ohren-, Augen-, Zahnbeschwerden, Blasenleiden, Zyklus- und Stimmungsschwankungen während der Pubertät, Erkältungen und Husten mit milden Absonderungen, Verdauungsstörungen, Mumps (wenn Schwellungen in Hoden und Brust auftreten), bei Masern während der Erkältungs- und Augensymptome und bei Komplikationen wie Mittelohrentzündung.

## Typische Auslöser der Beschwerden

Durchnässung, Kälte, zu fettes Essen, Disharmonie

## Diese Symptome Ihres Kindes sprechen für Pulsatilla

- Am auffälligsten ist die Wechselhaftigkeit der körperlichen Symptome und des Seelenzustandes.
- Ihr Kind braucht viel frische Luft und hält es in stickigen, überwärmten Räumen nicht aus.
- Es weint viel und schnell und braucht viel Zuwendung.
- Liebevoller Trost bessert die Beschwerden.
- Ihr Kind friert und verkühlt sich leicht, besonders bei Nässe.
- Bei Schnupfen, Husten, Augen- oder Ohrentzündung sind die Absonderungen mild (im Gegensatz zu ätzend oder wund machend) und von dicker, gelblicher bis grünlicher Konsistenz.
- Ihr Kind hat keinen Durst und mag nichts Fettes wie Butter oder Speck. Sahne, Kuchen und Eis können Übelkeit bei ihm auslösen.
- Es ist weinerlich, hat Durchfall und Rückenschmerzen vor der Periode (PMS-Symptome).
- Die Periode ist unregelmäßig, verspätet oder setzt ganz aus (vor allem durch Nasswerden, Verkühlung der Füße, Kummer).

INFO

**MITTEL BEI TUBENKATARRH**

Das Schüßler-Salz Nr. 4, Kalium chloratum D6, hat sich bei Schnupfen, der ins Ohr übergeht (Tubenkatarrh), bewährt. Dabei kommt es zu drückenden Ohrenschmerzen, Schwerhörigkeit mit Knacksen im Ohr. Das Sekret ist klar, die Zunge weiß belegt. Dosierung: dreimal täglich 1 bis 2 Tabletten.

## Modalitäten

Die Beschwerden bessern sich durch Trost, Zuspruch, langsame Bewegung und Gehen, im Freien und an der frischen Luft sowie durch kalte Anwendungen. Sie verschlimmern sich durch Hitze, Ruhe, nach fettem Essen, vor und während der Periode sowie durch Hängenlassen der Glieder.

## Wichtige Mittel bei akuten Ohrenschmerzen und Mittelohrentzündung

**Aconitum** ▸ **Seite 53**: plötzlich und heftig, nachts, Kind ist unruhig und durstig

**Belladonna** ▸ **Seite 60**: akute, plötzliche, heftig klopfende Entzündung mit meist hohem Fieber und Druckgefühl im Ohr

**Chamomilla** ▸ **Seite 67**: Schmerzen unerträglich, Backe/Ohr auf einer Seite rot, Kind ist wütend, will getragen werden, ist heiß, durstig, verschwitzt

**Pulsatilla:** Hörschärfe ist vermindert

## Wichtige Mittel bei weniger akuten Ohrenschmerzen

**Dulcamara** ▸ **Seite 113**: Schmerzen im Gehörgang nach dem Baden

**Ferrum phosphoricum** ▸ **Seite 56**: Kind neigt zu Mittelohrentzündung, hat leicht pochende Schmerzen, etwas Fieber, wenig Symptome

**Hepar sulfuris** ▸ **Seite 64**: stechende Schmerzen, Ohr muss warm gehalten werden, da die geringste Kälte verschlimmert

**Pulsatilla:** dicker, gelbgrüner Schnupfen (oder Ohrenfluss), drückender Schmerz, verstopftes Ohr, das Kind ist schwerhörig (Tubenkatarrh), durstlos, weinerlich, sehr anhänglich

## Wichtige Mittel bei Schnupfen

**Ferrum phosphoricum** ▸ **Seite 56**: Fließschnupfen, Niesen

**Natrium muriaticum** ▸ **Seite 116**: anfangs Niesen und tropfende Nase, dann Stockschnupfen, Kind riecht und schmeckt nichts; Lippenherpes

**Nux vomica** ▸ **Seite 74**: bei Erkältungs- und Stockschnupfen (besonders nachts), der durch Kälte und Luftzug entsteht

**Pulsatilla:** milder, dicker, gelbgrüner Schnupfen mit verstopfter Nase, Geruchs- und Geschmacksverlust, morgens laufende Nase; Besserung an der frischen Luft

### TIPP

**WENN DIE NASE LÄUFT**

Bei Heuschnupfen sind neben Euphrasia ▸ **Seite 93** und Natrium muriaticum ▸ **Seite 116** Galphimia glauca D4 ganz allgemein, Allium cepa D12 gegen heftigen Niesreiz und Fließschnupfen, Luffa D12 bei Fließschnupfen sowie Luffa D4 bei verstopfter Nase bewährte Mittel.

## Kalium bichromicum: gegen die Rotzglocke

Wenn Ihr Kind einen dicken, zähen, gelbgrünen Nasenschleim hat, der Fäden zieht oder sich zu elastischen Pfropfen formt, dann ist das chromsaure Kali – Kalium bichromicum – eines der besten homöopathischen Mittel. Bewährt hat es sich auch dann, wenn Erkältungen, Schnupfen und Nasennebenhöhlenentzündungen immer wieder auftreten.

**Bewährt bei:** Schnupfen und Nasennebenhöhlenentzündung (Sinusitis), oft in Verbindung mit Kopfschmerzen

### Die wichtigsten Symptome und Anwendungsgebiete

- Anfangs laufende Nase mit heftigem Juckreiz, dann verstopfte Nase, später wunde, verkrustete Nasenlöcher
- Danach dicker, fadenziehender, gelbgrüner Schleim oder elastische Schleimpfropfen; Schleim kann dabei blutgestreift und übel riechend sein
- Drückender Schmerz an der Nasenwurzel oder punktförmige Schmerzen an Stirn und Wange, dazu meist Trockenheit in der Nase
- Schnupfen kann von einem metallisch klingenden, hackenden Husten mit zähem, gelbem Auswurf begleitet sein
- Häufige Erkältungen, die auf die Nebenhöhlen schlagen; (Klein-)Kinder können oft nicht durch die Nase atmen und schniefen
- Geruchsverlust
- Beschwerden bessern sich an frischer Luft sowie durch Wärme

### TIPP

**WENN DIE NASE VERSTOPFT IST**

Bei verstopfter Nase hilft auch eine Nasendusche mit Meersalz (wie von Rhinomer®), bei Nasennebenhöhlenentzündung hat sich neben Dampfbädern das Nasenspray Euphorbium comp. Heel® bewährt.

### Wichtige Mittel bei Nasennebenhöhlenentzündung

**Belladonna** ▸ **Seite 60**: Anfangsstadium mit plötzlich akut auftretenden, pochenden Schmerzen in Stirn- oder Kieferhöhle; heftige Symptome und hohes Fieber sind typisch

**Hepar sulfuris** ▸ **Seite 64**: stechende, pochende Beschwerden mit dickem, eitrigem, gelbgrünem Schnupfen, extremer Gereiztheit und Kälteempfindlichkeit; deutliche Besserung der Beschwerden durch heiße Dampfbäder

**Kalium bichromicum:** Topmittel bei Sinusitis; dicke, zähe und fadenziehende Schleimpfropfen

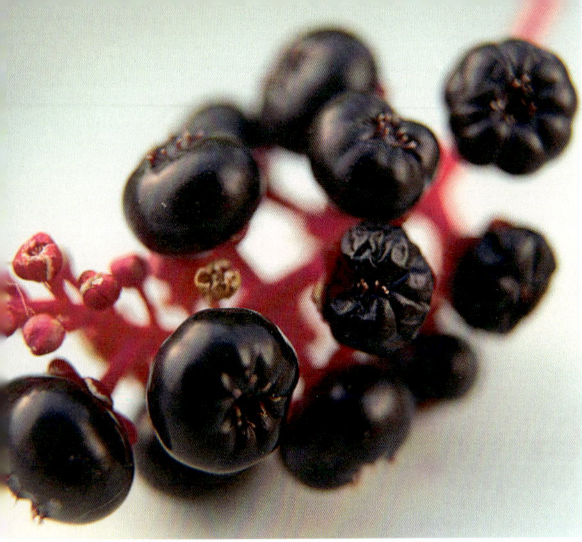

Phytolacca hilft bei Empfindlichkeit gegen Elektrosmog etwa durch Computer.

## Phytolacca: bei Anginen

Ziehen die Halsschmerzen beim Schlucken bis ins Ohr, sollten Sie an die Kermesbeere (Phytolacca) denken, besonders wenn Ihr Kind öfter unter Halsweh leidet. Der Rachen ist dunkelrot, die Lymphknoten sind am Hals geschwollen und Ihr Kind fühlt sich über längere Zeit ungewöhnlich kaputt und zerschlagen. Heiße Getränke machen alles schlimmer.

**Bewährt bei:** Mandelentzündung, Seitenstrang-Angina, Pfeiffer'schem Drüsenfieber, Mumps

### Die wichtigsten Symptome und Anwendungsgebiete

- Halsschmerzen, die beim Schlucken und beim Herausstrecken der Zunge in beide Ohren ziehen (bei Belladonna nur ins rechte)
- Hals ist dunkelrot, Mandeln sind geschwollen, Zunge hat eine rote Spitze, seitliche Zahneindrücke und einen gelblichen Belag
- Kind fühlt sich kaputt, wirkt erschöpft, aber trotzdem ruhelos, fühlt sich steif; manchmal hat es auch rheumatische Beschwerden
- Kopf ist heiß, Hände und Füße dagegen sind kalt

### Wichtige Mittel bei Halsschmerzen

**Apis** ▸ **Seite 98**: Hals ist blassrot, geschwollen, Kloßgefühl, Schluckbeschwerden; Kälte bessert die stechenden Schmerzen

**Belladonna** ▸ **Seite 60**: hochakut mit Fieber, Hals ist knallrot, Schluckschmerz; Hals ist trocken, heiß, wie zugeschnürt; pochende Schmerzen; Besserung durch Wärme

**Ferrum phosphoricum** ▸ **Seite 56**: beginnende Halsschmerzen

**Gelsemium** ▸ **Seite 57**: durch Stress, Grippe, warmes Wetter

**Nux vomica** ▸ **Seite 74**: nach kalter Zugluft; gereizt und gestresst; raues Gefühl im Hals, wie aufgekratzt

**Phytolacca:** Hals ist dunkelrot, beim Schlucken zieht der Schmerz zum Ohr, Lymphknoten sind geschwollen, Kind fühlt sich kaputt und zerschlagen; auch bei Seitenstrang-Angina

## Euphrasia: der Augendoktor

Sein deutscher Name, Augentrost, sagt eigentlich schon alles. Sollte Ihrem Kind irgendetwas an den Augen fehlen, diese rot werden oder tränen und Sie eine Bindehautentzündung, einen Infekt oder eine Allergie vermuten, dann ziehen Sie bitte immer dieses Mittel in Betracht.

**Bewährt bei:** Bindehautentzündung, allergischen Augenproblemen, Heuschnupfen, Masern und grippalem Infekt

### Die wichtigsten Symptome und Anwendungsgebiete

- Anfangs trockenes Auge, das wie Sand reibt, bald jedoch reichlicher Tränenfluss
- Tränen sind ätzend scharf und reizen die Augen
- Augenlider brennen und sind geschwollen
- (Fließ-)Schnupfen ist dagegen eher mild
- Augen sind lichtempfindlich, besonders künstliches Licht wird nicht vertragen, beim Lesen verschwimmt der Text
- Später verkleben eitrige Absonderungen die Augen
- Dumpfe Stirnkopfschmerzen, die sich im Freien bessern
- Husten mit Kitzeln im Kehlkopf und zähem Schleim, der bei Räuspern aber reichlich hochkommt
- Kind fühlt sich besser im Dunkeln und an frischer Luft, schlechter in warmen Räumen, bei Kunstlicht und im Wind

**Äußerliche Anwendung:** Augentropfen Euphrasia D3

### Wichtige Mittel bei Bindehautentzündung

**Aconitum** ▸ **Seite 53**: hochakut; unerträglich; durch Fremdkörper verursacht

**Apis** ▸ **Seite 98**: allergische, blassrote Bindehaut mit prallen Äderchen, geschwollene Lider; besser durch Kälte

**Belladonna** ▸ **Seite 60**: knallrote Bindehaut, sehr lichtempfindlich

**Euphrasia:** allgemein bei Augenproblemen jeglicher Art

**Hepar sulfuris** ▸ **Seite 64**: eitriges Sekret, Besserung der Beschwerden durch feuchte Wärme

**Pulsatilla** ▸ **Seite 88**: reichlich mildes, gelbgrünes Sekret, verschwollene Augen; schlechter durch Wärme

Ein Mittel für alle Beschwerden rund ums Auge – das ist Euphrasia.

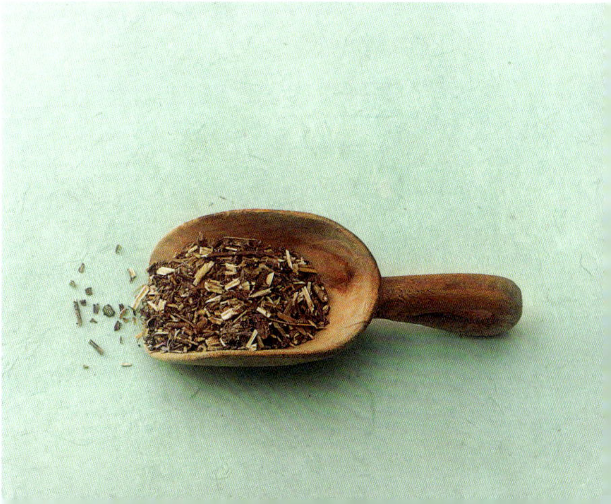

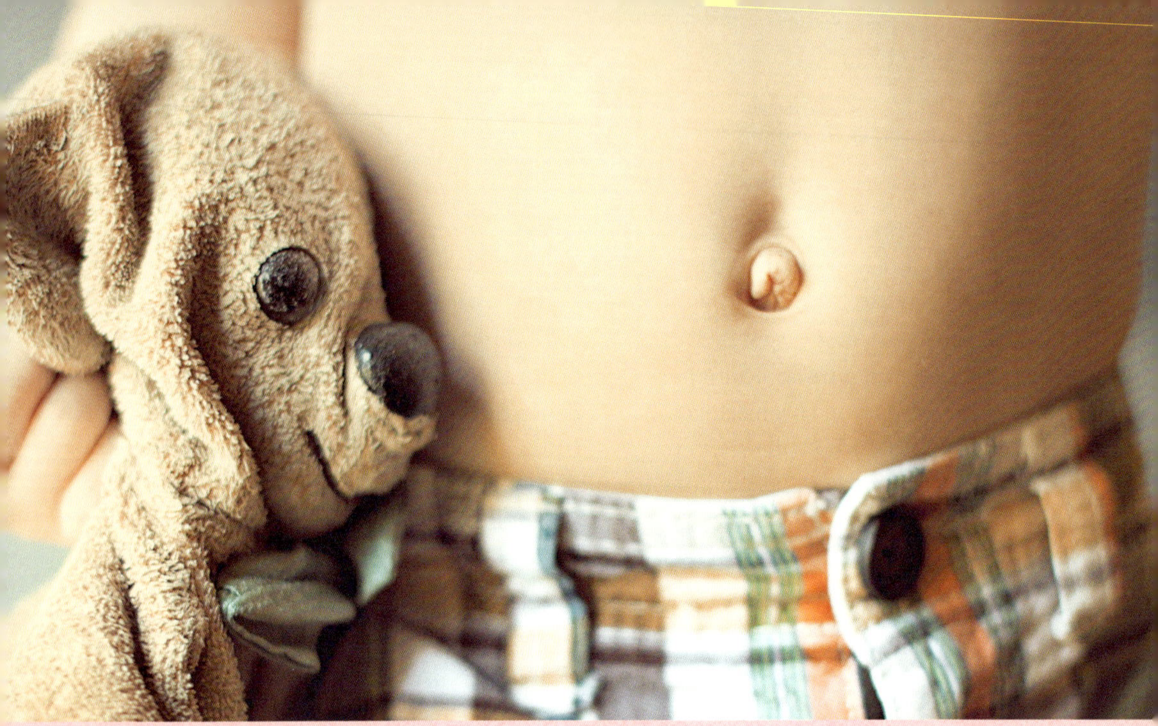

# HAUT

Die Haut ist wie ein Spiegel unserer inneren Welt. Vom ersten Tag an kann man jeden Stress, jede Ernährungssünde daran ablesen. Von der Säuglingsakne bis zur pubertären Pickelflut, von den ersten Anzeichen einer Allergie wie Milchschorf bis hin zu nesselartigen Ausschlägen nach bestimmten Speisen reflektiert sie jede Disharmonie. Sie ist die Landkarte, an der die Eltern ablesen können, ob sich die Regulationskräfte ihres Kindes gerade verirren. Wenn irgend möglich, sollten Sie Hautausschläge nicht unterdrücken, etwa mit Cortison. Sulfur hilft dabei, zurück auf den richtigen Weg zu finden. Ergänzend können Sie die folgenden drei Helfermittel in Erwägung ziehen: Apis deckt das Spektrum von Insektenstichen bis zu entzündlichen und allergischen Erkrankungen ab. Thuja hilft gegen Warzen und Viola tricolor ist angezeigt, wenn ein Ekzem nässt.

## Sulfur: der Großreinemacher

Die Schwefelblüte – Sulfur – wirkt stark entgiftend und reinigend auf den Organismus, zum Beispiel nach der Gabe von Antibiotika oder sonstigen Medikamenten, die Symptome unterdrücken. Wenn einer Krankheit, die vielleicht sogar schon chronisch geworden ist, ein Hautausschlag vorausgeht, dann ist dies aus homöopathischer Sicht ein Versuch des Körpers, das, was ihm schadet, über die Haut auszuscheiden – und ein Hinweis auf Sulfur.

### Zustand und Typ Ihres Kindes

Sie haben einen kleinen Forscher zu Hause, der für sein Leben gern diskutiert, erklärt und alles ganz genau wissen will? Der alles sammelt und kein einziges der 10 000 Teilchen in seinem Kinderzimmer entbehren kann? Der trotz heftigen Schwitzens und schwarzer Fingernägel den Sinn des Duschens nicht einsieht? Willkommen in der Welt von Sulfur. Der Wissenschaftler in Ihrem Kind sieht gar nicht die Spur der Verwüstung, die er hinterlässt. Der nächsten Entdeckung schon auf der Spur, weiß er es grundsätzlich am besten, zerreißt seine Kleidung beim Spielen, bekleckert jedes T-Shirt und macht, was ihm gefällt. In ihm ist so viel los, dass Körper und Seele gar nicht wissen, was sie zuerst verstoffwechseln sollen. Und weil nichts bereinigt wird, wuchert das Chaos irgendwann durch die Haut.

### Was liegt vor?

Oft ist die Haut eines Sulfur-Kindes gelblich, trocken, schuppig und rau, juckt und brennt. Kratzen hilft nur vorübergehend. Danach brennt die Haut umso schlimmer und das Kind kratzt sich weiter, bis es blutet. Seine Abneigung gegen Wasser rührt auch daher, dass dieses die Beschwerden noch verstärkt. Kommt dann noch Bettwärme dazu, wird es richtig qualvoll. Um sich abzukühlen, muss das Kind die Füße aus dem Bett strecken; sie riechen streng und durchdringend. Die Haut sieht schmutzig aus und neigt obendrein zu Eiterungen, Pickeln, Furunkeln. Der Körpergeruch ist unangenehm und intensiv, vor allem der Schweiß.

### Hier hat sich Sulfur bewährt

Sulfur hilft bei Hautausschlägen aller Art, Juckreiz mit und ohne Ausschlag, Neuro-

TIPP

**SULFUR FÜR DIE DARMFLORA**

Nach einer Krankheit, bei der Antibiotika gegeben wurden, hilft Sulfur, die gesunde Darmflora wieder aufzubauen. Auch wenn Symptome wie Müdigkeit oder Schlaflosigkeit bestehen bleiben und wenn die Rekonvaleszenz nur schleppend verläuft, ist das Mittel hilfreich.

dermitis und jugendlicher Akne, außerdem bei Schlaf, aus dem das Kind immer wieder aufwacht, bei Durchfall, der es morgens aus dem Bett treibt, bei nässenden Entzündungen und allergischem Heuschnupfen.

## Typische Auslöser der Beschwerden

Wasser, unterdrückte Ausschläge (zum Beispiel durch Cortison), komplizierte Schwangerschaft, Gestose (Präeklampsie), Allergie (Haut, Atemwege), mangelnde Anerkennung

## Diese Symptome Ihres Kindes sprechen für Sulfur

- Ihr Kind verbreitet Chaos, wo immer es gerade ist.
- Es weiß alles besser, hat ein großes Bedürfnis nach Anerkennung und tut viel dafür, sie zu bekommen.
- Es mag sich nicht waschen.
- Die Haut brennt und juckt mit und ohne Ausschlag. Der Juckreiz verschlimmert sich durch Wasser, Ihr Kind kratzt sich blutig.
- Nachts wacht es oft auf, will ins Bett der Eltern, riecht muffig oder nach Schweiß, streckt die heißen Füße aus dem Bett.
- Seine Hautausschläge sind meist trocken und schuppig.
- Vor allem Jugendliche leiden an eitrigen Ausschlägen, Akne, Abszessen und Furunkeln.
- Alle Körperöffnungen (Mund, Nase, After) sind rot.
- Durchfall treibt das Kind frühmorgens aus dem Bett.
- Es schwitzt, alle Körperabsonderungen riechen unangenehm.
- Ihr Kind isst viel, nimmt aber trotzdem nicht zu.
- Es hat eine Vorliebe für Süßigkeiten, Fett und Mehlspeisen.
- Es engagiert sich mit Haut und Haaren für ein Projekt und verliert dann ganz plötzlich die Lust, kann stinkfaul sein.

## Modalitäten

Die Beschwerden bessern sich in der frischen Luft, verschlechtern sich durch (Bett-) Wärme, Baden, Waschen, langes Stehen, vormittags gegen 11 Uhr und abends.

## TIPP

**KLÄRUNG GEFRAGT**

Auch dann, wenn zu viele homöopathische Mittel durcheinander gegeben wurden und nicht mehr sichtbar ist, was nun eigentlich geholfen hat (wenn überhaupt), dient Sulfur als die »homöopathische Reset-Taste«, die das innere System neu startet. Sprechen Sie gegebenenfalls mit Ihrem Homöopathen darüber.

## Wichtige Mittel bei akutem Hautausschlag/Ekzem

**Apis** ▸ **Seite 98**: blassroter, heißer, geschwollener, berührungsempfindlicher Hautausschlag, auch mit Bläschen; besser durch kalte Anwendungen; bei Allergie und Urtikaria
**Belladonna** ▸ **Seite 60**: tomatenroter, heißer, geschwollener, extrem berührungsempfindlicher Hautausschlag; bewährt bei akutem Ekzemschub, Scharlach, Sonnenbrand

## Wichtige Mittel bei vorwiegend trockenem Hautausschlag/Ekzem

**Arsenicum album** ▸ **Seite 78**: brennender, auch juckender Hautausschlag, trocken, feucht oder Nesselsucht, mit Besserung durch warme Anwendungen; Kind unruhig und ängstlich; bewährt bei chronischen Hautausschlägen und Geschwüren
**Cardiospermum** ▸ **Seite 98**: allergisch-entzündliche Hautausschläge (durch Arznei- oder Waschmittel, Insektenstiche)
**Sulfur:** rote, trockene, schuppige Hautausschläge mit quälendem Juckreiz, Kind kratzt sich blutig, Bettwärme ist unerträglich; bewährt bei Neurodermitis, Hautausschlägen nach Antibiotika- oder Cortison-Behandlung

## Wichtige Mittel bei eher feuchter Haut, Bläschen und Nesselsucht

**Calcium carbonicum** ▸ **Seite 109**: eher feuchtes, aber auch trockenes Ekzem beim entsprechenden Konstitutionstyp
**Dulcamara** ▸ **Seite 113**: Nesselsucht durch Kälte oder Nässe
**Hepar sulfuris** ▸ **Seite 64**: sehr berührungsempfindliche, schmerzhafte Ausschläge, die schnell eitern; Kind ist extrem kälteempfindlich; generell Neigung zu Eiterungen
**Hypericum** ▸ **Seite 50**: bewährt bei Sonnenallergie
**Natrium muriaticum** ▸ **Seite 116**: juckende Bläschen (besonders Fieberbläschen oder Lippenherpes) aufgrund von Sonne (Sonnenallergie), Hitze, Aufenthalt am Meer, Verzehr von Meerestieren, Erkältung oder nach Kummer
**Rhus toxicodendron** ▸ **Seite 58**: juckende Bläschen mit rotem Rand, starker Juckreiz; Wärme bessert; bewährt bei Fieberbläschen, Lippenherpes und Windpocken
**Viola tricolor** ▸ **Seite 100**: Hauptmittel beim nässenden Ekzem, besonders im Kopfbereich, beispielsweise hinter den Ohren

INFO

### BEI FEUCHT-EITRIGEM EKZEM

Mercurius solubilis ▸ **Seite 65** ist das passende Mittel bei feucht-eitrigem Ekzem mit starkem nächtlichem Brennen oder Jucken, auch mit Blasen und Pusteln. Das Kind schwitzt nachts und sieht angegriffen aus.

## Apis: bei Allergien und Entzündungen

Wann immer eine Stelle blassrot anschwillt, sie brennt oder sticht, als ob einen eine Biene gestochen hätte, kommt das homöopathische Mittel Apis in Betracht, das ja genau aus diesem Insekt hergestellt wird.
**Bewährt bei:** entzündlichen und allergischen Erkrankungen besonders an Haut, Gelenken, Nieren, Hals, Rachen oder Mandeln, sowie bei Insektenstichen

### Die wichtigsten Symptome und Anwendungsgebiete

- Entzündung ist heiß, ödematös geschwollen, häufig besteht dadurch ein Spannungs- oder Abschnürungsgefühl (Hals, Blase)
- Schmerzen sind stechend, brennend, später auch juckend
- Sehr hitze- und berührungsempfindliches Kind, Kälte sorgt für Besserung
- Kind ist durstlos und umtriebig wie eine Biene

INFO

**DAS HILFT BEI ALLERGIEN**

Neben Apis, das sich schon im Tierversuch als eine Art »homöopathisches Antihistaminikum« hervorgetan hat, haben sich bei verschiedenen allergischen Reaktionen noch andere homöopathische Mittel bewährt:

**Cardiospermum D2** – der Herzsame – hilft bei Allergien aller Art, vorwiegend aber an der Haut. Bei juckenden Ausschlägen (etwa durch Arznei- oder Waschmittel), Nesselsucht und juckenden Ekzemen spricht man diesem Mittel eine cortisonähnliche Wirkung zu. Die Substanz gibt es auch als Salbe oder Creme (Halicar® oder Dermaplant®). Die Dosierung ist die gleiche wie bei Okoubaka ▸ **Seite 77**, das sich bei Nahrungsmittelunverträglichkeiten bewährt hat.
**Galphimia D4** wirkt besonders bei Heuschnupfen, wie etliche hochwertige klinische Studien zeigen konnten. Die Dosierung ist ebenfalls dieselbe wie bei Okoubaka ▸ **Seite 77**.
**Sulfur** ▸ **Seite 95** hilft bei juckenden Pickeln nach der Einnahme von Antibiotika.
**Nux vomica** ▸ **Seite 74** wirkt bei Haut- oder Verdauungsproblemen nach Medikamenteneinnahme.
Neben diesen Mitteln kommen noch einige andere bei Heuschnupfen in Betracht ▸ **Seite 90**.

## Thuja: der Warzenschreck

Der Lebensbaum – Thuja – ist ein wichtiges Mittel, wenn Ihr Kind Warzen bekommt oder es (womöglich als Folge einer schlecht vertragenen Impfung) zu Infekten neigt.
**Bewährt bei:** Impffolgen, Infektanfälligkeit, Abwehrschwäche, Nagelstörungen, Auswüchsen wie Warzen, Polypen, Blutschwamm

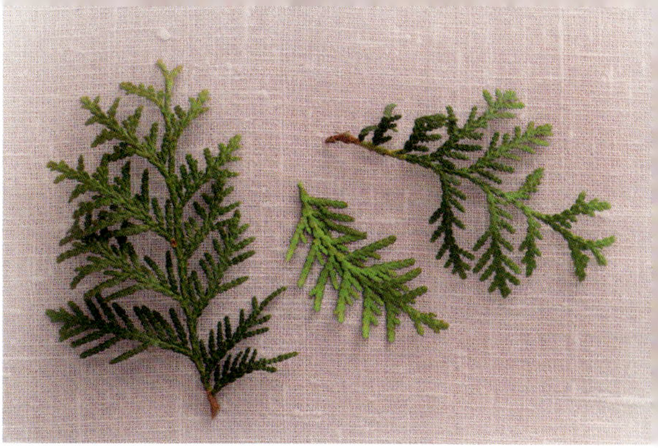

Kurz vor der Blüte sammelt man die grünen Zweige des Lebensbaums für die Herstellung der homöopathischen Arznei.

### Die wichtigsten Symptome und Anwendungsgebiete

- Neigung zu chronischen oder immer wiederkehrenden Entzündungen an Augen, Ohren, Atem- und Harnwegen, im Verdauungstrakt; typisch sind gelbgrüne, dicke Absonderungen
- Fleischige Warzen, weich, gestielt, können bluten und nässen
- Polypen (Nase, Darm), Blutschwamm (Hämangiom)
- Neigung zu unreiner, fettiger, schweißiger Haut, ständig kalte Hände und Füße
- Dicke, verformte, brüchige, eingewachsene Nägel

### Wichtige Mittel gegen Warzen bei Kindern

**Dulcamara** ▸ Seite 113: große, weiche, glatte, flache Warzen
**Thuja** (als Urtinktur auch äußerlich): fleischige, gestielte, blumenkohlartige Warzen, die bluten und nässen

### Wichtige Mittel gegen Polypen bei Kindern

**Calcium carbonicum** ▸ Seite 109: korpulenter Spätentwickler mit großem Kopf; ständig erkältet, schwitzt am Hinterkopf
**Silicea** ▸ Seite 114: feines, kleines Kind, häufig Früh- oder Mangelgeburt, sehr kälteempfindlich, neigt zu Erkältungen
**Thuja:** häufig erkältet (nach Impfungen); mit gelbgrünem Schleim, kalten Händen und Füßen, fettig-schweißiger Haut

### Wichtige Mittel gegen Impffolgen

**Gelsemium** ▸ Seite 57: Fieber, apathisch, zittrig, müde
**Silicea** ▸ Seite 114: neigt zu Eiterungen; schwach, aber dickköpfig
**Thuja:** Erkältungsneigung, Fieber, Warzen, Polypen
**Zincum metallicum** ▸ Seite 107: nächtliches Aufwachen und Schreien, Zähneknirschen, Beine ständig in Bewegung

## Viola tricolor: bei nässendem Ekzem

An das Stiefmütterchen – Viola tricolor – sollten Sie denken, wenn bei Ihrem Kind die Haut nässt. Es gilt als eines der wichtigsten Mittel beim feuchten Ekzem.
**Bewährt bei:** Hautausschlag, Neurodermitis, Milchschorf

### Die wichtigsten Symptome und Anwendungsgebiete

- Nässendes, brennendes, juckendes Ekzem, besonders im Kopfbereich, auch Ausschlag hinter den Ohren
- Absonderungen sind ätzend, stinkend, später eitrig gelb, verkrusten dick und verkleben die Haare
- Kind hatte als Baby oft Milchschorf

Das Stiefmütterchen kommt in der Natur in den Farben Gelb, Weiß und Violett vor – daher der Beiname »tricolor« (dreifarbig).

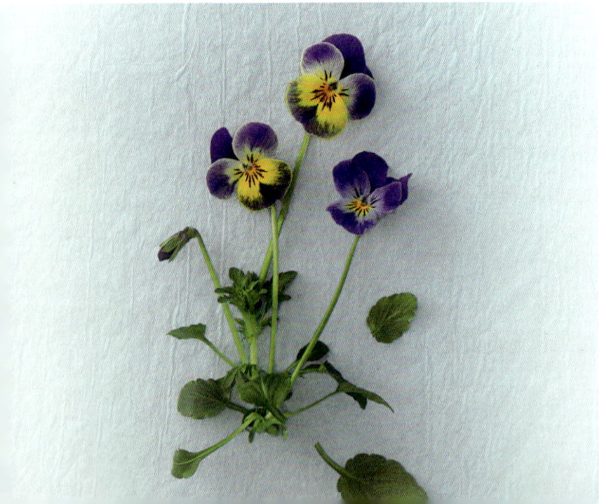

- Symptome sind schlimmer im Winter und nachts im Bett

### Potenz und Dosierung

Viola tricolor D3, Dosierung ▸ Seite 41

## Wichtige Mittel bei Milchschorf

**Calcium carbonicum** ▸ Seite 109: nächtlicher Kopfschweiß, gelbe Schuppen und Krusten; das Kind hat einen großen Kopf, ist ein Wonneproppen, verträgt keine Milch, hat Neugeborenenakne
**Sulfur** ▸ Seite 95: nässender, eitriger, gelb-krustiger Ausschlag am Kopf, der stark juckt und die Haare verfilzt
**Viola tricolor:** nässender, eitriger, gelb-krustiger Ausschlag, noch stärker als bei Sulfur, der stark juckt und die Haare verfilzt

## Wichtige Mittel bei Abszess, Eiterung und Pickeln

**Belladonna** ▸ Seite 60: anfängliche akut-rote Schwellung
**Hepar sulfuris** ▸ Seite 64: akute, auf Berührung extrem schmerzhaft reagierende Entzündung mit gelbem Eiterpunkt; feuchte Wärme bessert
**Silicea** ▸ Seite 114: chronische Entzündung mit schlechter Abheilung; bei Nagelbettentzündung; treibt Fremdkörper heraus
**Sulfur** ▸ Seite 95: immer wieder eitrige Entzündung auf trockener, unreiner Haut, begleitet von starkem nächtlichem Juckreiz; bei Akne

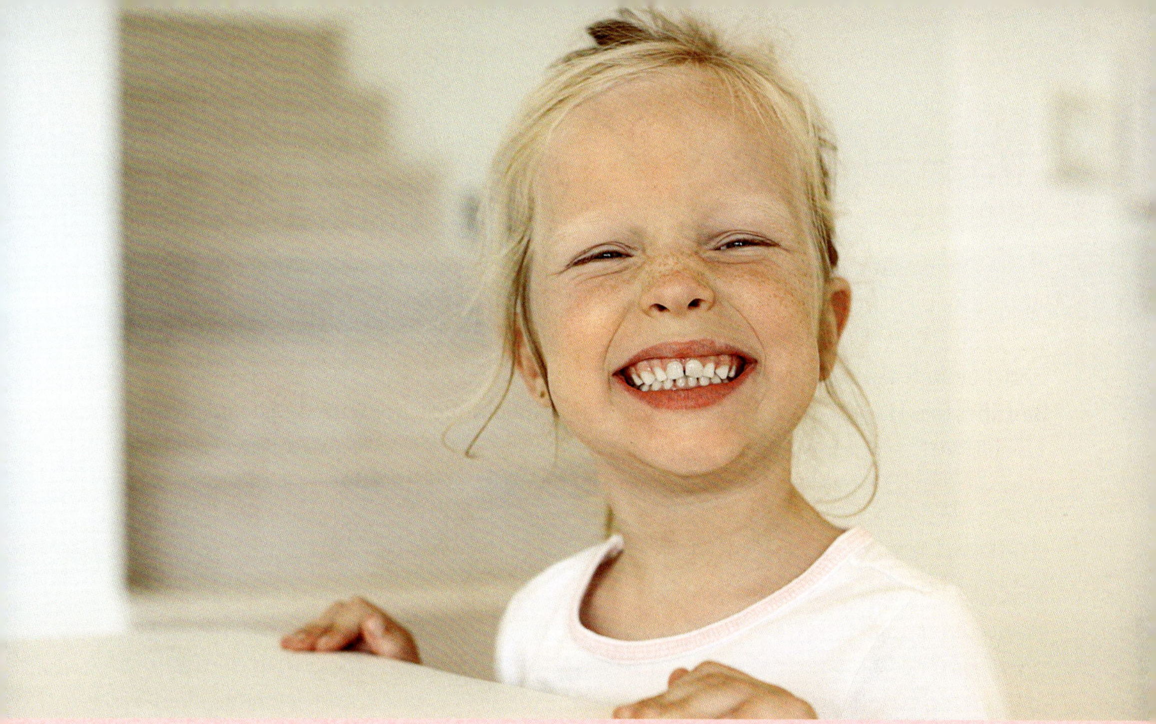

# ZÄHNE UND MUNDBEREICH

Die Zeit der Zahnung dauert bei Kindern Jahre und die meisten Eltern kennen viele Tipps und Tricks für diese aufregende und manchmal auch nervige Lebensphase. Eine Bernsteinkette um den Hals, ein Beißring aus dem Eisfach, eine Geschichte von der Zahnfee, die den ersten verlorenen Milchzahn nachts gegen ein kleines Geschenk eintauscht: All das lindert die bisweilen heftigen Beschwerden. In der Homöopathie hilft ein Mittel ganz besonders, den Durchbruch der Zähne zu erleichtern: Calcium phosphoricum.
Und wenn nötig, greifen Sie zu einem der drei Helfermittel: Staphisagria, das Schnittwunden genauso abdeckt wie Karies. Borax bei Candida-Infektionen und Soor sowie Zincum metallicum bei Zähneknirschen und ADHS, der Aufmerksamkeitsdefizit- oder Hyperaktivitätsstörung.

## Calcium phosphoricum: der Knochenarchitekt

Das Mineralsalz Kalziumphosphat – Calcium phosphoricum – ist eine äußerst wichtige homöopathische Arznei, um die Haltung und Stabilität eines Kindes zu fördern – ganz besonders dann, wenn es schnell in die Höhe schießt, die Gewebe aber keine ausreichende Festigkeit gewähren.

### Zustand und Typ Ihres Kindes

Die seelische Verfassung des Calcium-phosphoricum-Kindes bezeichnet der berühmte griechische Homöopath Georgos Vithoulkas als auffällig unzufrieden. Fragt man es, warum es denn weint, so schreit es umso lauter. Es seufzt und stöhnt (sogar im Schlaf), jammert und beschwert sich, weiß aber nicht wirklich, was ihm fehlt. Deshalb ist es auch durch nichts zufriedenzustellen. Obwohl das Kind sehr schnell angestrengt und ermüdet ist, kann es hyperaktiv sein. Nach langem Lernen leidet es an Schulkopfschmerzen; dann sieht es blass aus, wenn nicht sogar kreidebleich. Ganz allgemein ist es eher nervös, unruhig, gern unterwegs, macht immer wieder Leichtsinnsfehler oder wirkt träge in der Schule. Es liebt geräucherte Speisen wie Schinken.

### Was liegt vor?

Einerseits vollzieht sich das Wachstum nur mit großer Mühe, andererseits schießt Ihr Kind ganz plötzlich in die Höhe und sieht schlaksig aus. Diese Arznei ist die wichtigste bei Wachstumsschmerzen in den Beinen und Schmerzen nach Belastung der Gelenke. Die innere Haltlosigkeit Ihres Kindes äußert sich zudem in Knochen und Geweben. Auch die Zähne kommen nur sehr langsam, die Zahnungsperiode kann von Krämpfen begleitet sein. Die Schmerzen beim Durchbruch werden dann durch Calcium phosphoricum gelindert. Auch bei Entzündungen des Zahnfleisches – wenn es stellenweise blass, fast weißlich aussieht – hilft dieses Mittel; ebenso bei Wirbelverformungen, Skoliose, Rundrücken oder Verbiegungstendenz und um nach verschleppten Virusinfekten wieder auf die Beine zu kommen.

INFO

**SCHON GEWUSST?**

Der Grieche Georgos Vithoulkas, einer der bedeutendsten Homöopathen unserer Zeit, gewann 1996 den alternativen Nobelpreis. Dieser Preis für die richtige Lebensart (Right Livelihood Award) wurde 1980 von Jakob von Uexküll ins Leben gerufen, nachdem die Nobelstiftung es abgelehnt hatte, über die anderen Preise hinaus einen von ihm gestifteten Nobelpreis für Ökologie und Entwicklung zu verleihen.

## Hier hat sich Calcium phosphoricum bewährt

Calcium phosphoricum hilft bei Nervosität, schwachen Nerven, Hyperaktivität, Appetitlosigkeit, verzögertem oder erschwertem Zahndurchbruch, Zahnungskrämpfen (auch Weisheitszähne junger Erwachsener, wenn das Typbild stimmt), Tendenz zu Karies, Wachstumsschmerzen, verzögerter Entwicklung, Knochenbrüchen, Knochenerkrankungen, Gelenkdeformation, Muskelkrämpfen und Wirbelsäulenbeschwerden.

INFO

**VERLANGSAMTER DENKPROZESS**

Die geistigen Prozesse funktionieren beim Calcium-phosporicum-Typ zwar alle ordnungsgemäß, aber ähnlich wie bei Calcium carbonicum ▸ **Seite 109** wesentlich langsamer. Sie verschlingen darüber hinaus erheblich mehr Energie.

## Typische Auslöser der Beschwerden

Geistige Arbeit, Kummer, schlechte Nachrichten, kaltes, feuchtes Wetter

## Diese Symptome Ihres Kindes sprechen für Calcium phosphoricum

- Ihr Kind sieht blass und käsig aus.
- Es wirkt unzufrieden, anämisch (blutarm) und geschwächt.
- Es liebt Geräuchertes und Salziges.
- Seine Entwicklung ist verzögert, auch die Zahnung geht nur sehr langsam voran.
- Es neigt zu schnellem Zahnverfall und zu Karies.
- Bei Entzündungen im Mundbereich oder an den Mandeln sind die Schleimhäute blass oder fast weißlich.
- Die Verdauung ist schwach, während der Zahnung leidet das Kind unter Durchfall.
- Das Kind zeigt eine Haltungsschwäche und Deformation der Wirbelsäule.
- Es leidet an Nervenschmerzen mit Krämpfen, Kribbeln und Taubheitsgefühlen.
- Es hat eine Haltungs- und Muskelschwäche in der Halswirbelregion mit Nervenschmerzen wie von kurzen elektrischen Schlägen.
- Es hat schwache Knochen mit Tendenz zu Knochenbrüchen.
- Seine Gelenke schmerzen während der Wachstumsphasen.
- Es erholt sich nur langsam nach Krankheiten.
- Durch geistige Anstrengung bekommt es Kopfschmerzen (Schulkopfschmerzen), die Haarwurzeln können dabei wehtun.
- Es hat kalte Hände und Füße.
- Oft bestehen übel riechende Blähungen.
- Es ist infektanfällig.

## Modalitäten

Die Beschwerden bessern sich im Sommer und bei warmer, trockener Atmosphäre. Sie verschlechtern sich durch Zugluft und feucht-kaltes Wetter, besonders bei Schneeschmelze.

## Wichtige Mittel bei Zahnungsbeschwerden

**Aconitum** ▸ **Seite 53**: plötzliche anfallsweise Schmerzen mit Unruhe und großem Durst

**Belladonna** ▸ **Seite 60**: Gesicht knallrot und heiß, Hände und Füße kalt; Schmerz kommt und geht plötzlich; wenig Durst

**Calcium carbonicum** ▸ **Seite 109**: korpulentes Kind mit großem Kopf, schwitzt nachts am Hinterkopf, verlangt nach Eiern; späte Zahnung

**Calcium phosphoricum** ▸ **Seite 102**: besonders bei verspäteter Zahnung; lebhaftes, schlankes, zappeliges Kind; häufig Durchfälle und Bauchkoliken; Verlangen nach Geräuchertem, Wurst, Speck

**Chamomilla** ▸ **Seite 67**: Hauptmittel; Kind schreit vor Schmerzen, möchte getragen werden; eine Backe rot, die andere blass

**Magnesium phosphoricum** ▸ **Seite 70**: Kauen auf einem Beißring oder der eigenen Faust sowie Wärme erleichtern; mit Koliken

### INFO

**SCHÜSSLER-SALZ FÜR KNOCHEN UND ZÄHNE**

Immer dann, wenn ein Gewebe stärker und härter werden sollte – beispielsweise beim Knochenwachstum oder der Zahnentwicklung –, ist das Schüßler-Salz Nummer 1 Calcium fluoratum D12 sehr hilfreich. Es hat sich bewährt bei weichem Zahnschmelz, Karies, verzögerter Zahnung, Knochenbrüchen, rachitischem Knochenbau sowie bei schlaffen Bändern und Gelenken.

## Wichtige Mittel bei Entwicklungsstörungen

**Calcium carbonicum** ▸ **Seite 109**: gutmütiger, korpulenter Spätentwickler mit großem Kopf, schwitzt nachts am Hinterkopf, verlangt nach Eiern

**Calcium phosphoricum** ▸ **Seite 102**: dünner, nervöser, hampeliger Spätentwickler mit schwachen Knochen und schlaffer Haltung; mag keine Milch, dafür aber Geräuchertes

**Lycopodium** ▸ **Seite 71**: dünnes Kind mit aufgetriebenem Bauch und altem Aussehen, oft Blähungen; Heißhunger, aber nach wenigen Bissen satt; Schreikind; gegenüber Eltern und Kleineren sehr tyrannisches und diktatorisches Auftreten; macht viele Schreib- und Rechenfehler

**Silicea** ▸ **Seite 114**: klein und zartbesaitet, aber dickköpfig, Früh- oder Mangelgeburt, dünne Haare und Nägel, sehr verfroren

## Staphisagria: bei Karies und Schnittwunden

Bei Karies und immer dann, wenn sich Ihr Kind »geschnitten« fühlt, ist das Stephanskraut das passende Mittel. Das sehr sensible Kind »frisst« seine Emotionen in sich hinein, bis es vor Wut platzt.

**Bewährt bei:** Karies, Stich-, Schnitt- und Operationswunden, Blasenreizung und Gerstenkörnern. Folgen von (sexueller) Demütigung, Tadel, Kummer, Zorn, Heimweh

### Die wichtigsten Symptome und Anwendungsgebiete

- Karies, Zähne werden schwarz, bröckeln
- Schneidende (Bauch-)Krämpfe nach Zorn, Demütigung, Schnittverletzungen, Operationen, Katheter
- Wiederkehrende Gerstenkörner (auch Sulfur ▸ **Seite 95**)
- Folgen von Masturbation, auch von sexuellem Missbrauch
- Kind fühlt sich innerlich verletzt, wirft mit Gegenständen um sich, Wut entlädt sich explosionsartig
- Verschlimmerung der Beschwerden und des Allgemeinzustands durch Ärger, Kränkung, Kummer, Masturbation

### Wichtige Mittel bei Karies, Zahnschmerzen, schlechten Zähnen

**Aconitum** ▸ **Seite 53**: plötzliche, unerträgliche Schmerzen, durch kalten Wind

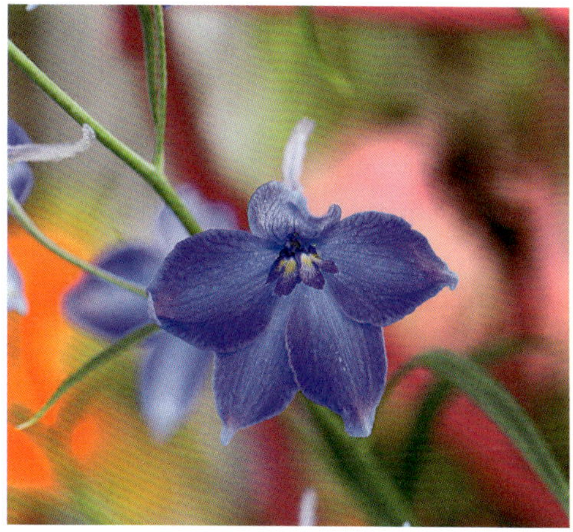

**Denken Sie auch an Staphisagria, wenn Ihr Kind in der Schule gemobbt wird.**

**Belladonna** ▸ **Seite 60**: pochende Schmerzen, strahlen bis ins Ohr aus, knallrotes Gesicht

**Calcium carbonicum** ▸ **Seite 109**: Neigung zu schlechten Zähnen; gutmütiger, korpulenter Spätentwickler mit großem Kopf, schwitzt nachts am Hinterkopf, verlangt nach Eiern

**Chamomilla** ▸ **Seite 67**: Kind schreit vor Schmerzen, möchte getragen werden, eine Backe rot und geschwollen, die andere blass

**Mercurius solubilis** ▸ **Seite 65**: schlechter Mundgeruch, viel Speichelfluss, geschwollene Backe, Eiterung

**Silicea** ▸ **Seite 114**: Zähne kommen spät und stehen schief

**Staphisagria:** Zähne verfärben sich schon kurz nach dem Durchbruch, werden schwarz und bröckeln

## Borax: bei Candida und Soor

Bei Befall von Candida hat sich ein homöopathisches Mittel besonders bewährt: Borax – Natriumborat. Und zwar besonders dann, wenn Ihr Kind äußerst lärmempfindlich ist und Angst vor Abwärtsbewegungen (Schaukel, Lift, Flugzeug) hat.

**Bewährt bei:** Entzündung von Mundschleimhaut und Zahnfleisch, Aphthen (entzündlich umrandete Erosion der Schleimhaut), Geschwüren, Windeldermatitis, Reise- und Bewegungskrankheit

### Die wichtigsten Symptome und Anwendungsgebiete

- Typisch: weiße Bläschen mit rotem Hof und weiße Beläge
- Empfindliche, leicht blutende Mundschleimhaut mit Aphthen und Geschwüren, geschwollenes Zahnfleisch
- Windeldermatitis mit weißen Belägen, Durchfall
- Panische Angst und Übelkeit bei Abwärtsbewegungen
- Kind erwacht nachts mit Angst

### Wichtige Mittel bei Entzündung der Mundschleimhaut

**Arsenicum album** ▸ **Seite 78**: weiße oder bläuliche Aphthen, Zahnfleisch und Geschwüre bluten leicht, stark brennende Schmerzen, Kind kann nichts Festes essen

**Belladonna** ▸ **Seite 60**: knallrote, sehr empfindliche Mundschleimhaut mit brennenden bis pochenden Schmerzen

**Borax:** Soor, Candida-Infektionen mit weißlichen Flecken (Schwämmchen) oder Bläschen mit rotem Hof; kleine Geschwüre, die leicht bluten, oft an der Zunge; oft auch Windeldermatitis, geschwollen und dunkelrot entzündet; typisch: starker Speichelfluss und übler Mundgeruch

**Mercurius solubilis** ▸ **Seite 65**: Entzündung oft an Innenwange, Zunge und Zahnfleisch, Schleimhäute schwammig

**Natrium muriaticum** ▸ **Seite 116**: mit Lippenherpes und spröden, aufgesprungenen Lippen; Aphthen befinden sich oft an Zahnfleisch und Zunge (Kind mag deshalb nicht sprechen), Folge von Stress und Kummer

**Staphisagria** ▸ **Seite 105**: mit schwarzen, kariösen Zähnen oder wiederholt auftretenden Gerstenkörnern; Beschwerden treten nach Demütigung auf

**TIPP**

**DARMSANIERUNG BEI PILZERKRANKUNGEN**

Kinder, die häufig an Candida oder anderen Pilzerkrankungen leiden, profitieren häufig von einer Darmsanierung. Homöopathisch helfen dabei Okoubaka ▸ **Seite 77** und nach Antibiotikagaben auch Sulfur ▸ **Seite 95.**

## Zincum metallicum: für hyperaktive Zähneknirscher

Zink passt zu extrem ruhelosen, hyperkinetischen Kindern, die dauernd ihre Beine bewegen müssen.
**Bewährt bei:** Zähneknirschen, Unruhe, Nervosität, ADHS, Impffolgen, Schlafstörung

### Die wichtigsten Symptome und Anwendungsgebiete

- Nervöse Schwäche mit Müdigkeit tagsüber, Benommenheit und Gedächtnisschwäche durch Schlafmangel und Überforderung in der Schule
- Nervöse Unruhe, nächtliche Schlaflosigkeit, Gliederzuckungen, Zittern, unruhige Träume, Kind schrickt aus dem Schlaf, rollt mit dem Kopf, knirscht mit den Zähnen
- Kind schreit im Schlaf oder beim Erwachen schrill auf
- Große Unruhe in den Gliedern, Kind kann die Beine selbst im Schlaf nicht ruhig halten
- Sehr geräuschempfindlich
- Folge von Unterdrückung von Krankheiten, wie zum Beispiel Hautausschlägen
- Folgen von geistiger Anstrengung, Lärm, Hunger, Impfungen
- Kind will weder reden noch seine Schulaufgaben machen, es wiederholt Wort für Wort, was ihm gesagt wurde

INFO

**ZINK – EIN WICHTIGES SPURENELEMENT FÜR DIE GESUNDHEIT**
Zinkmangelerscheinungen, die vergleichsweise weit verbreitet sind, reichen von Haarausfall über Durchfall und verzögerter Wundheilung bis hin zur Hyperaktivität. Eine natürliche Zinkquelle sind unter anderem Walnüsse.

### Wichtige Mittel gegen nächtliches Zähneknirschen

**Aconitum** ▸ **Seite 53**: im Albtraum, nach Angst und Schrecken
**Belladonna** ▸ **Seite 60**: lebhaftes Kind, redet gern, träumt viel
**Ignatia** ▸ **Seite 119**: bei akutem Kummer, Verlust eines geliebten Wesens, Scheidung der Eltern, Heimweh
**Lycopodium** ▸ **Seite 71**: schüchtern vor Fremden, tyrannisiert Schwächere und die Eltern, hat viele Blähungen
**Stramonium** ▸ **Seite 120**: Kind hat furchtbare Wutanfälle, spuckt und beißt, hat andererseits panische Angst vor Dunkelheit und vor dem Alleinsein
**Zincum metallicum:** durch Überforderung in der Schule oder Schlafmangel; kann die Beine nicht ruhig halten, schreit im Schlaf laut auf

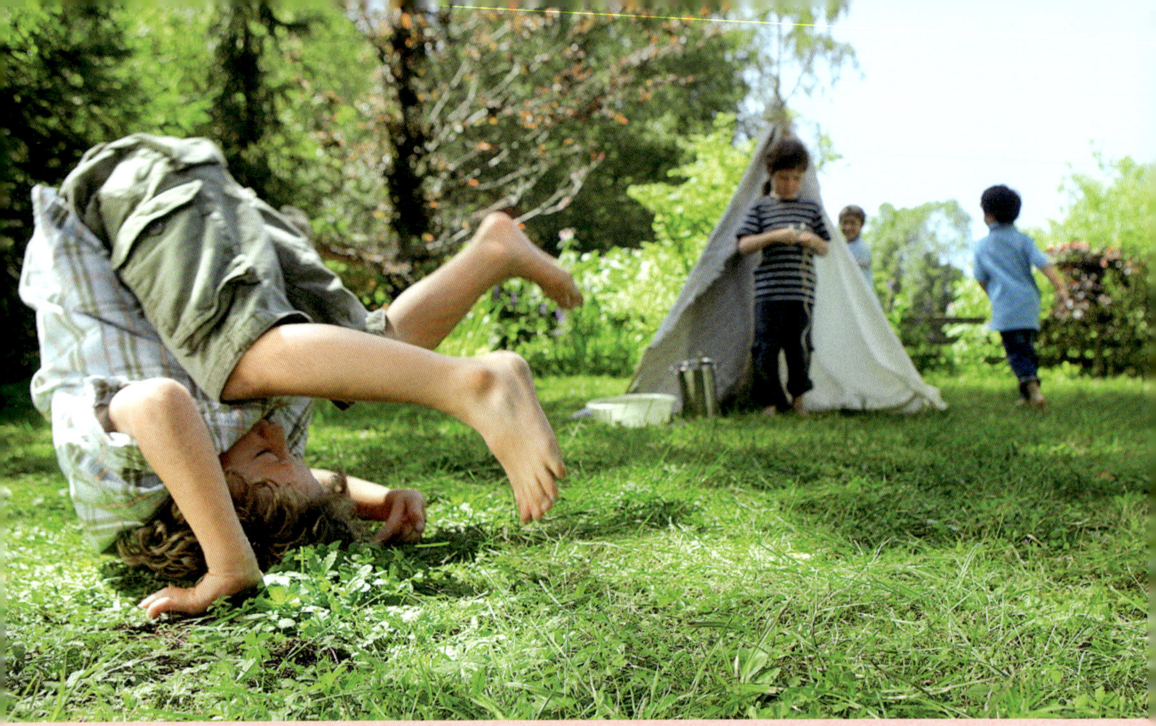

# IMMUNSYSTEM

Warum ist mein Kind nur so anfällig? Diese Frage kommt Ihnen vielleicht bekannt vor. Doch häufige Infekte sind im Kindergartenalter ganz normal. Das Abwehrsystem muss sich ja erst entwickeln und reifen. Dennoch sollten Sie etwas dafür tun, dass Ihr Kind starke Abwehrkräfte entwickelt. Wie wichtig ein intaktes Immunsystem ist, merkt man vor allem dann, wenn es nicht reibungslos funktioniert. Homöopathie hilft, die Weichen von Anfang an richtig zu stellen. Calcium carbonicum ist dabei einer der wichtigsten Helfer.

Und er wird seinerseits unterstützt von drei Helfermitteln: Echinacea, dem sogenannten homöopathischen Antibiotikum. Dulcamara ist angezeigt, wenn das Kind aufgrund von Nässe und Kälte krank wird. Und Silicea schließlich dient der Stärkung des gesamten Organismus.

## Calcium carbonicum: der Turbo für die Abwehrkräfte

Das Mineralsalz Calcium carbonicum – der kohlensaure Kalk – ist neben Pulsatilla ▸ Seite 88 die zweite Arznei, die bei Babys und Kleinkindern am häufigsten zum Einsatz kommt. Das Mittel wird aus den schneeweißen inneren Teilen zerbrochener Austernschalen gewonnen.

### Zustand und Typ Ihres Kindes

Während das auf ▸ Seite 102 beschriebene Calcium-phosphoricum-Kind scheinbar immer unzufrieden ist, befindet sich das Calcium-carbonicum-Kind, wenn es gesund ist, in einem Zustand geradezu engelsgleicher Ausgeglichenheit. Alle sagen, es sei ein richtiger Wonneproppen. Und es stimmt: Es ist heiter und zufrieden, rundlich, hat einen auffällig großen Kopfumfang, ist ein bisschen übergewichtig und nicht besonders erpicht darauf, sich zu bewegen. Es strahlt zurückhaltend, genügt sich selbst und schaut lieber zu, als aktiv zu werden. Meist ist es blond, ein wenig schlaff und etwas plump. Es bewegt sich nicht gern und fängt schon bei geringer Anstrengung an, extrem zu schwitzen, auch in der Zeit gleich nach dem Einschlafen (besonders am Hinterkopf). Diese Kinder sind schnell erschöpft und neigen stark zu Erkältungen (bei jedem Wetterwechsel). Sie erleiden auch sehr leicht Rückfälle. Die Drüsen schwellen an und die Bäckchen sind dann rot und ein wenig entzündet. Das Kind hat eine ausgesprochene Vorliebe für Süßigkeiten und Eier, aber es isst auch gern unverdauliche Dinge wie Erde oder Kohle oder knabbert an Bleistiften. Oft findet man eine Unverträglichkeit von (Mutter-)Milch. Etwa um das sechste Lebensjahr herum beginnt das Kind, sich extrem für übernatürliche Dinge zu interessieren.

INFO

**KLEINE COUCH-POTATOS**

Calcium-carbonicum-Kinder liegen lieber auf dem Sofa, als draußen zu spielen. Zur Bewegung muss man sie geradezu zwingen.

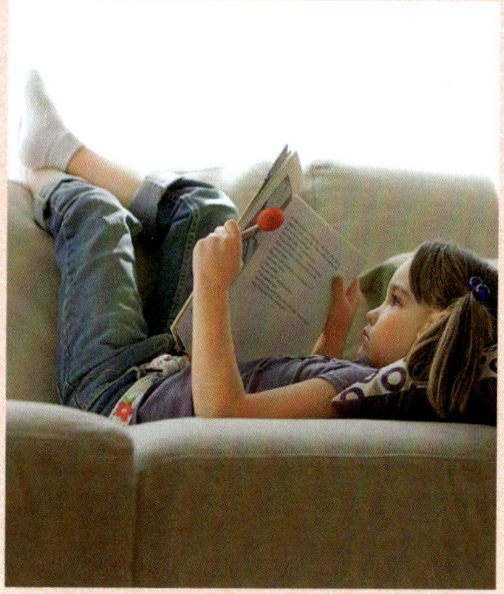

## INFO

### STILLEN STÄRKT DAS IMMUNSYSTEM

Mit der Muttermilch erhält der Säugling nicht nur alle lebensnotwendigen Nährstoffe, sondern auch die Antikörper und Immunzellen des mütterlichen Immunsystems. Stillkinder entwickeln somit einen besseren Immun- oder Nestschutz als nicht gestillte Babys. Dadurch sinkt das Risiko für Infektionskrankheiten um mehr als 50 Prozent. Australische Wissenschaftler haben zudem herausgefunden, dass die Muttermilch Stammzellen enthält, die bei gestillten Kindern noch bis in die Pubertät bei der Reparatur von verletzten Geweben helfen.

## Was liegt vor?

Durch den verlangsamten Calcium-Stoffwechsel scheint Ihr Kind insgesamt an einer Abwehrschwäche mit immer wiederkehrenden Infekten zu leiden. Sie betreffen ganz besonders die Atemwege, aber auch Augen und Ohren und den Magen-Darm-Trakt. Calcium-carbonicum-Kinder sind oft verstopft. Sie neigen zu Übergewicht, das sich wegen der Trägheit aller Funktionen selbst mit Diät erheblich schlechter abbauen lässt als bei anderen Stoffwechseltypen. Auch auf Knochen und Gelenke wirkt sich diese Konstitution aus. Bei gestörter Zahnentwicklung, Bein- und Fußfehlstellungen sollte man ebenfalls an das Mittel denken.

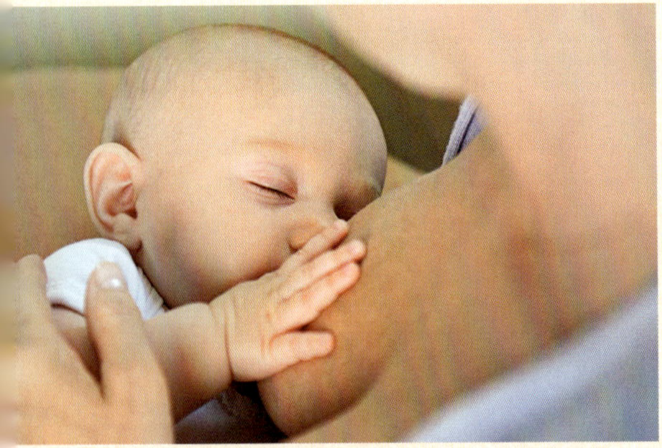

**In jeder Hinsicht besser als künstliche Säuglingsnahrung ist die Milch aus der Mutterbrust.**

## Hier hat sich Calcium carbonicum bewährt

Calcium carbonicum hilft bei Neugeborenenakne, Milchschorf, verzögerter Entwicklung, Lernschwierigkeiten, Konzentrationsproblemen, Weitsichtigkeit, Hörschwäche oder -schaden, Infektanfälligkeit, unvollständiger Erholung nach Infekten, vergrößerten Mandeln, Polypen, Hüftdysplasie sowie Fehlstellung von Beinen und Füßen.

### Typische Auslöser der Beschwerden

Kälte in jeder Form, feuchtes Wetter oder wenn Ihr Kind im Wasser spielt und kalt wird, geistige und körperliche Anstrengung

### Diese Symptome Ihres Kindes sprechen für Calcium carbonicum

- Ihr Kind schwitzt relativ schnell.
- In der Einschlafphase schwitzt es das Kissen nass.
- Es ist eher ruhig und träge.
- Die Zahnung ist schwierig und verzögert.
- Die Pupillen sind chronisch erweitert.
- Ihr Kind erkältet sich bei jedem Wetterwechsel, hat eventuell Polypen. Seine Mandeln sind geschwollen.
- Seine Wangen sind oft rot und wund.
- Es erleidet nach Krankheiten oft Rückfälle.
- Es verlangt nach Eiern, Salz und Süßigkeiten, dazu nach unverdaulichen Speisen.
- Es verträgt keine (Mutter-)Milch.
- Es ist verstopft, fühlt sich aber wohl dabei und weint bei Durchfall.
- Zwischen sechs und zwölf Jahren entwickelt es Interesse an übernatürlichen Dingen, fragt nach Gott, Engeln und Tod.
- Es versteht trotz Intelligenz nur langsam.

### Modalitäten

Die Beschwerden bessern sich durch trockenes Wetter und Klima und durch Liegen auf der schmerzhaften Seite. Sie verschlechtern sich durch körperliche und geistige Anstrengung, durch Kälte, feuchte Luft, Wasser, Waschen, im Stehen und bei Vollmond.

## WICHTIG

**FIEBER MOBILISIERT DIE ABWEHRKRÄFTE**

Fieber medikamentös zu senken, heißt, die körpereigene Abwehr zu blockieren. Denn Fieber ist eine gesunde Einrichtung unseres Körpers – solange das Allgemeinbefinden nicht zu sehr angegriffen ist, keine Neigung zu Fieberkrämpfen besteht und das Fieber nicht schon über Tage anhält oder gefährlich hoch ist. Mit jedem Grad Temperaturerhöhung arbeitet unser Immunsystem zehnmal härter und »verbrennt« dabei Viren, Bakterien und sogar Krebszellen. Bei Masern steigt die Sterblichkeit um das Siebenfache an, wenn man die Temperatur chemisch drückt. Anders als Fiebersenker (wie Paracetamol) reguliert das passende homöopathische Mittel: Die Temperatur wird dabei nur gesenkt, wenn sie für den Organismus zu hoch und damit belastend ist.

## Echinacea: der Immunbooster

Schon die Indianer Nordamerikas wussten von den immunstimulierenden Kräften des Sonnenhuts – Echinacea. In der Homöopathie wird das Mittel, auch vorbeugend, zur Abwehrsteigerung und Stärkung des Immunsystems eingesetzt. Es scheint sogar eine antibakterielle Wirkung zu besitzen und wird deshalb gern als »homöopathisches Antibiotikum« bezeichnet.

**Bewährt bei:** Abwehrschwäche und Infektneigung sowie allen entzündlichen, eitrigen und fieberhaften Prozessen

### Die wichtigsten Symptome und Anwendungsgebiete

- Kind neigt zu Infektionen, ist müde, schwach und magert ab
- Verletzungen, Stiche, Bisse, Verbrennungen und Wunden, die eitrig werden
- Unklare Fieberzustände, wenn etwa die Temperatur ohne ersichtlichen Grund abends ansteigt; auch anhaltendes Fieber
- Entzündungen, besonders wenn sie zur Eiterung neigen, eitrige Hautausschläge, Geschwüre, Furunkel und Abszesse

Die Indianer verwendeten den Sonnenhut bei Stichen und Schlangenbissen.

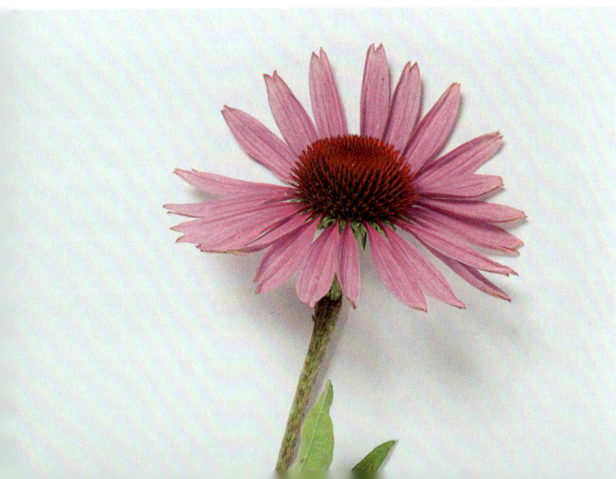

TIPP

**ANFÄLLIG FÜR INFEKTE**

Bei Infektanfälligkeit kommen außerdem infrage: Thuja ▸ **Seite 99**, Dulcamara ▸ **Seite 113**, Calcium phosphoricum ▸ **Seite 102**, Calcium carbonicum ▸ **Seite 109**, Silicea ▸ **Seite 114**, Phosphorus ▸ **Seite 81**, Pulsatilla ▸ **Seite 88**, Lycopodium ▸ **Seite 71**.

### Dosierung und Anwendung

Echinacea D2 als Globuli oder Tabletten anfangs stündlich bis alle zwei Stunden eine Gabe. Ab dem zweiten Tag alle zwei bis drei Stunden, ab dem dritten Tag dreimal täglich. Vorbeugend zwei- bis dreimal täglich, aber nicht länger als sechs Wochen am Stück. Äußerlich als verdünnte Tinktur aufgetragen, hat es sich zur Desinfektion von Wunden und (Haut-)Entzündungen bewährt. Vorsicht: Bei Allergien gegen Korbblüter und bei sämtlichen Autoimmunerkrankungen ist die D2 nicht geeignet! Weichen Sie dann auf die Potenz D12 aus.

## Dulcamara: wenn es kalt und nass wird

Wenn Ihr Kind erkrankt, weil das Wetter nass und kalt geworden ist, sollten Sie an das Bittersüß – Dulcamara – denken. Es hat sich bei Beschwerden durch feuchte Witterung und im Herbst (an noch heißen Tagen mit kalten Nächten) bewährt oder wenn Sie in einer feuchten Gegend oder Wohnung leben.
**Bewährt bei:** Hautausschlägen, Warzen, Blasenentzündung, Erkältung mit Bindehautentzündung, Schnupfen, Husten, Ohrenschmerzen, Bronchialasthma, (Herbst-) Durchfällen

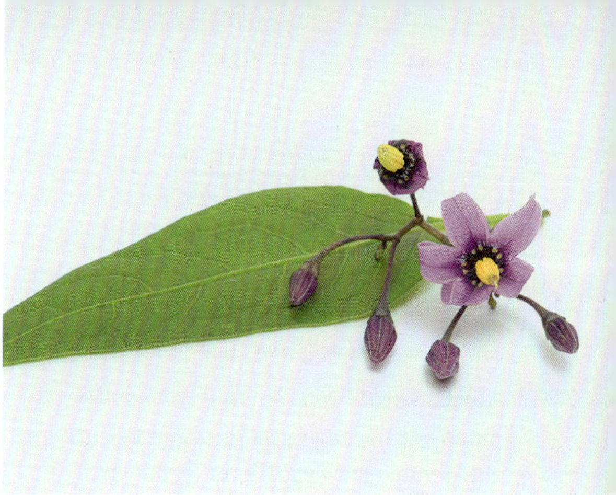

Dulcamara ist mit Belladonna und Stramonium verwandt.

### Die wichtigsten Symptome und Anwendungsgebiete

- Ausgesprochen infektanfälliges Kind, das sich sofort verkühlt
- Dicker, gelber Schnupfen, aber bei Kälte verstopfte Nase
- Augen sind bei jeder Erkältung betroffen, dabei viel Tränenfluss, der schnell dick und gelb wird
- Husten oder Asthma, spastisch trocken, aber auch rasselnd feucht, Asthma und Ekzem wechseln sich ab
- Nässende Hautausschläge, Bläschen und Warzen (vor allem an den Handinnenseiten und im Gesicht) durch feuchte Kälte
- Wässrige, schleimige Durchfälle bei Wetterwechsel nach kalt

**TIPP**

**BEI FEUCHTER NÄSSE**

Wenn das Kind darunter leidet, kommt auch Pulsatilla infrage ▸ Seite 88.

## Wichtige Mittel bei Wachstumsschmerzen der Kinder

**Arnica** ▸ Seite 46: nach Überanstrengung, auch Muskelkater

**Calcium phosphoricum** ▸ Seite 102: nächtliche Schmerzen; Wärme und Bewegung bessern; nervöser Spätentwickler

**Magnesium phosphoricum** ▸ Seite 70: nachts plötzliche, schießende Schmerzen; Wärme und Massieren bessern

**Rhus toxicodendron** ▸ Seite 58: anfängliche Bewegung ist schmerzhaft, weitere Bewegung, Wärme und Massieren bessern

## Silicea: klein, zart, verfroren und dickköpfig

Die Kieselsäure – Silicea – ist ein oft gebrauchtes Konstitutionsmittel in der Kinderheilkunde, das bei vielen Beschwerden eingesetzt wird. Ganz generell wird es bei Eiterungen und zur Stützung und Stärkung des gesamten Organismus empfohlen.
**Bewährt bei:** sich langsam entwickelnden Entzündungen und Eiterungen (wie Ohren, Mandeln, Haut); Infektanfälligkeit; Polypen, Verstopfung, Fremdkörpern und Impfbeschwerden

### Der Silicea-Typ

Das Kind ist meist klein und fein, höflich und wohlerzogen, intelligent und sehr gewissenhaft. Es ist schüchtern und hat Angst vor dem eigenen Versagen, aber auch vor Neuem, vor Fremden sowie vor spitzen Gegenständen (Nadeln). Oft zeigt es sich stur und dickköpfig und hat genaue eigene Vorstellungen, ist aber selten aggressiv. Es ist meist äußerst verfroren, braucht Wärme (Einwickeln in warme Schals, besonders des Kopfes, Wärmflasche, Heizkörper) und hat kalte Schweißfüße. Es schwächelt, kränkelt häufig und neigt zu Erkältungen, Ohrinfektionen und vergrößerten Drüsen. Sein Appetit ist schwach und die Nahrung wird nicht richtig verwertet. Die Folge sind Gewichtsverlust, Nagelstörungen und dünnes Haar.

### Die wichtigsten Symptome und Anwendungsgebiete

- Beschwerden nach Impfungen, Infektanfälligkeit, verzögerte Entwicklung, Abmagerung mit geblähtem Bauch
- Mangel- oder Frühgeburt, eher Spätentwickler mit großem Kopf und dünnen Beinen
- Schweiß am Kopf (nachts), Schweißfüße
- Häufig eitrige Infekte und Eiterungen (Abszesse, Karbunkel, Akne, Fisteln); Mittel treibt kleine Fremdkörper aus
- Verstopfung mit dem Gefühl, der Stuhl schlüpfe wieder zurück
- Rissige, leicht eiternde und entzündete Haut (Risse am After, Nagelbettentzündung)
- Nagelstörungen (verformt, rissig) mit weißen Flecken
- Extrem verfroren und kälteempfindlich, Besserung durch Wärme jeglicher Art (Wetter, Kleidung, Wärmflasche, Dampfbad)

**WICHTIG**

**SEIEN SIE TAKTVOLL**

**Wenn ein Silicea-Kind etwas Schönes malt oder bastelt, halten Sie sich mit Kritik zurück. Denn äußern Sie sich negativ über das Ergebnis, wird es keinen Versuch mehr unternehmen.**

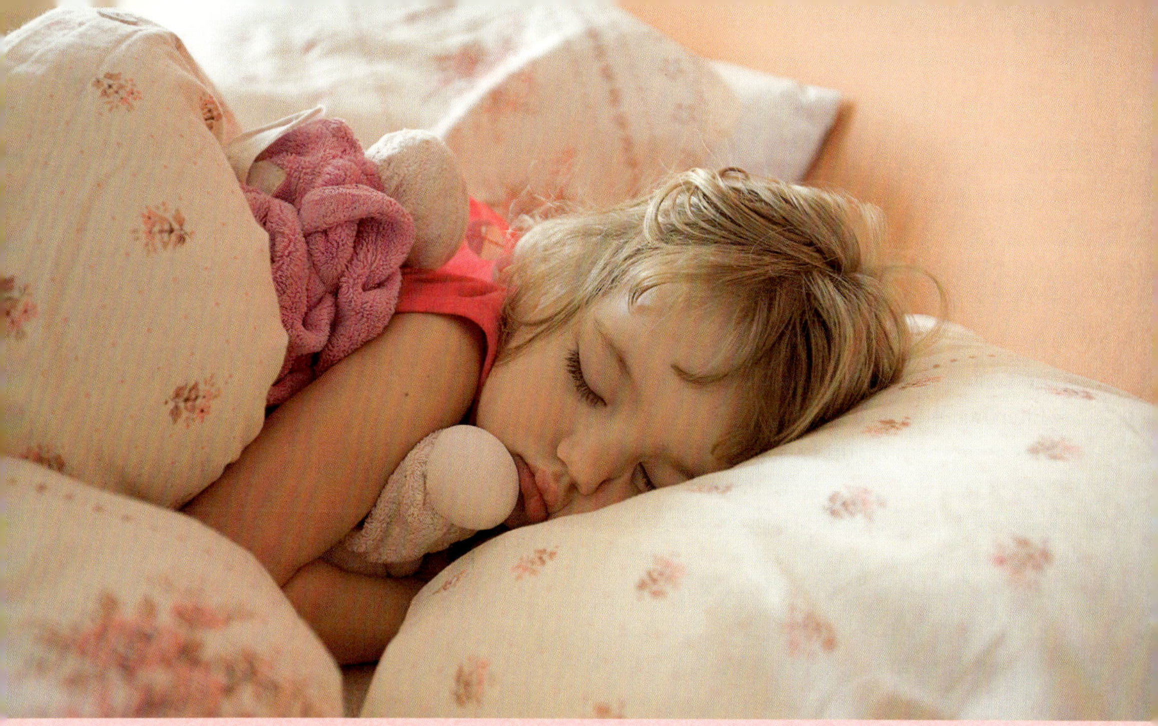

# PSYCHE UND SCHLAF

Bei der Geburt ist die Seele eines Kindes noch vollkommen ungeschützt. Was immer wir ihm erzählen, was immer wir ihm vorleben: Es glaubt uns jedes Wort und jede Tat hinterlässt Spuren. Wir programmieren seine innere Festplatte, und seine Seele und sein Körper werden irgendwie versuchen, die gemachten Erfahrungen – die besten und die schlimmsten – ins System einzubauen, egal ob unser Handeln Sinn ergibt oder nicht. Manche Kinder trifft der Schmerz des Lebens besonders tief.

Natrium muriaticum ist die Nummer 1 bei großem Kummer. Die drei Helfermittel sind Ignatia, wenn das Kind Grund zur Sorge hat, die Stimmung aber recht wechselhaft ist. Stramonium, wenn es zwischen Wutausbrüchen und heftigen Ängsten schwankt. Und Argentum nitricum, wenn es zappelig ist und an ADHS leidet.

## Natrium muriaticum: der Seelendoktor

Das Mineralsalz Natrium muriaticum ist das Salz der Erde (Kochsalz) – die wichtigste Arznei der Homöopathie für tiefen Kummer, über den Kinder nicht sprechen können und möchten. Auf der emotionalen Ebene sind diese Kinder besonders verletzlich. Spott und Zurückweisung trifft sie so hart, dass sie dies kaum verschmerzen.

### Zustand und Typ Ihres Kindes

Sensibilität und Verantwortungsgefühl für andere prägen diesen kleinen Menschen. Aber er kann nicht nach dem fragen, was er selbst braucht. Er ist derjenige, der Sie tröstet, wenn Sie weinen. Doch er kann sich selbst nicht trösten lassen, weil das seine Beschwerden noch verschlimmert. Ihr Kind ist sehr nachtragend. Aber Sie können sich darauf verlassen, dass es niemandem vorsätzlich wehtun würde. Diese Kinder sind extrem empfindlich. Eine falsche Bemerkung, die kleinste Kränkung – und sie ziehen sich zurück. Das gilt auch für Jugendliche: Sie sind charakterstark, gute Freunde und genießen die Zuneigung anderer sehr, obwohl sie ihre eigene Zuneigung nur sehr verhalten zum Ausdruck bringen.

### Was liegt vor?

Dieses Mittel hilft, wenn gerade ein Geschwisterchen angekommen ist und Ihr Erstgeborenes sich vom Thron gestoßen fühlt. Es zieht sich zurück, beginnt vielleicht an den Nägeln zu kauen. Es versucht, nicht zu weinen, aber macht vielleicht wieder ins Bett. Es ist vernünftig und einfühlsam, aber es verliert seinen Appetit. Auch auf Spannungen in der Familie reagiert das Kind sehr intensiv, spürt jede Disharmonie, zeigt dies jedoch nicht. Man sieht es fast nie weinen. Es nimmt die Zurückweisung quasi schon vorweg und verschließt sich. An dieser Schnittstelle wird häufig der Grundstein für ein späteres Helfersyndrom gelegt.

INFO

**NATRIUM CHLORATUM**

Natrium muriaticum ist in der Apotheke auch als Natrium chloratum erhältlich. Beide Namen sind zutreffend und bezeichnen die gleiche Arznei.

### Hier hat sich Natrium muriaticum bewährt

Natrium muriaticum hilft bei starker emotionaler Verletzlichkeit, Kummer durch den Verlust eines Menschen, Trennung der Eltern, Folgen von strengem Tadel, Kontaktproblemen, Bettnässen, Nägelkauen und Daumenlutschen, Essstörungen nach Kummer und Demütigung, Sonnenstich und Sonnenallergie.

### Typische Auslöser der Beschwerden

Aufenthalt am Meer, strenger Tadel, Kummer durch Verlust, Ankunft eines Geschwisterchens

### Diese Symptome Ihres Kindes sprechen für Natrium muriaticum

- Ihr Kind weint äußerst selten.
- Es fröstelt schnell und fühlt sich schwach.
- Es kichert hysterisch über ernste Dinge.
- Wenn Ihr sonst braves Kind streng getadelt wird, wirft es sich auf den Boden, tritt, schreit und ist durch nichts auf der Welt zu beruhigen.
- Es ist sehr nachtragend, es liebt Tiere über alles.
- Trost verschlimmert alle seine Beschwerden.
- Ein heftiger Fließschnupfen beginnt mit mehrfachem Niesen.
- Beim Husten strömen Tränen über sein Gesicht.
- Nach Sonneneinstrahlung oder Infekt tritt Herpes simplex an den Lippen oder am Kinn auf.
- Das Kind hat einen Riss in der Mitte der Unterlippe.
- Es verträgt keine Hitze, neigt zu Sonnenstich oder Sonnenallergie. In der Sonne bekommt es Kopfschmerzen.
- Migräneanfälle kommen immer in bestimmten Intervallen und zu bestimmten Zeiten.
- Es hat trockene Borken in den Ellenbeugen und am Haaransatz.
- Das Kind hat starkes Verlangen nach Salz, heftigen Durst und außerdem eine Abneigung gegen schleimige Speisen. Es schwitzt beim Essen.

### Modalitäten

Die Beschwerden bessern sich im Freien, durch kaltes Baden, durch Liegen auf der rechten Seite, Druck gegen den Rücken und enge Kleidung. Die Symptome verschlimmern sich gegen 10 Uhr morgens, durch Geräusche, geistige Anstrengung, Sprechen, Musik, Trost, Hinlegen, Hitze, Zimmerwärme und an der Küste.

INFO

**EIN ZURÜCKHALTENDES WESEN**

Der Natrium-muriaticum-Typ liest lieber in seinem Zimmer, als sich dem Risiko auszusetzen, dass ein Freund zu einer vorgeschlagenen Verabredung nein sagt. Auf Partys ist der Teenager eher ein ruhiger Beobachter; wenn er jemanden attraktiv findet, flirtet er dennoch nicht, sondern verbirgt seine Gefühle. Junge Mädchen verlieben sich in unerreichbare Männer. Das Mittel kann helfen, sie aus ihrer Reserve hervorzulocken.

## Wichtige Mittel bei Kummer und Sorgen

**Ignatia** ▸ **Seite 119:** frischer Kummer durch Trennung, Heimweh, Verlust eines geliebten Wesens; starke Stimmungsschwankungen, Weinkrämpfe, Kind seufzt viel
**Natrium muriaticum:** anhaltender Kummer, Scheidungskind; hat wenig Freunde, will keinen Trost, liebt Tiere über alles
**Pulsatilla** ▸ **Seite 88:** Kind ist sehr weinerlich und launisch, kann nicht allein sein, hat Heimweh, möchte Trost und Zuspruch

## Wichtige Mittel bei ADHS

**Argentum nitricum** ▸ **Seite 121:** zappeliges, nervöses, überdrehtes Kind, Hektiker; Angst vor Prüfungen, Gier auf Süßes
**Calcium phosphoricum** ▸ **Seite 102:** Kind ist dünn, nervös, unruhig, unkonzentriert, hat Schulkopfschmerzen; liebt Geräuchertes
**Gelsemium** ▸ **Seite 57:** Kind ist müde, schlapp, träumt vor sich hin; bei Prüfungen wie gelähmt
**Lycopodium** ▸ **Seite 71:** viele Schreibfehler, Lernstörungen
**Phosphorus** ▸ **Seite 81:** Kind ist leicht abgelenkt, stark beeindruckbar, fantasievoll, hat Angst vor Alleinsein; großer Durst
**Rhus toxicodendron** ▸ **Seite 58:** motorische Unruhe, Kind muss sich dauernd bewegen; Wachstumsschmerzen
**Zincum metallicum** ▸ **Seite 107:** Kind kann die Beine nicht ruhig halten, knirscht mit den Zähnen, hat Albträume, zuckt

## Wichtige Mittel bei Wut, Ärger, Aggression

**Belladonna** ▸ **Seite 60:** plötzliche Wutanfälle, Kind beißt, spuckt, kratzt, schlägt den Kopf gegen den Wand
**Chamomilla** ▸ **Seite 67:** Schmerzen (Zahnung) machen das Kind rasend, es flippt aus, möchte dauernd getragen werden
**Ignatia** ▸ **Seite 119:** hysterische Wutanfälle aufgrund von Kummer
**Nux vomica** ▸ **Seite 74:** Kind gerät schnell in Wut, verträgt keinen Widerspruch, kann nicht verlieren
**Staphisagria** ▸ **Seite 105:** Kind fühlt sich gedemütigt, verletzt, »geschnitten«, frisst Gefühle in sich hinein, bis es schließlich vor Wut platzt
**Stramonium** ▸ **Seite 120:** Zerstörungswut; Kind tritt, beißt, spuckt, ist aber zugleich auch schüchtern; panische Angst allein im Dunkeln

### TIPP

**ADHS**
Bei der Aufmerksamkeitsdefizit-/Hyperaktivitätsstörung (ADHS) ist eine homöopathische Konstitutionsbehandlung durch einen Arzt oder einen Heilpraktiker sehr zu empfehlen. Sie kann unter Umständen konventionelle Medikamente ersetzen.

## Ignatia: die hysterische Kummertante

Wenn die Lieblingskatze gerade überfahren wurde, das Heimweh auf dem Landschulheim unerträglich wird oder die Eltern sich trennen, gibt es gegen den frischen Kummer eines Kindes kein besseres Mittel als die Ignazbohne – Ignatia.

**Bewährt bei:** Kummer durch unglückliche Liebe, Trennung der Eltern, Verlust eines geliebten Wesens, Heimweh und seine Folgen wie depressive Verstimmung, Schlafstörungen, Nabelkoliken

### Der Ignatia-Typ

Das Kind ist meist sensibel, romantisch veranlagt und neigt zu Hysterie sowie widersprüchlichem Verhalten. Es ist gereizt, launisch, schnell gekränkt, seufzt laut und weint viel.

### Die wichtigsten Symptome und Anwendungsgebiete

- Wechselhafte Stimmung, weint und lacht, hat Wutanfälle
- Enge in der Brust, Kloß im Hals, krampfartige Bauch- und Magenschmerzen
- Tagsüber müde mit viel Gähnen, nachts schlaflos
- Kind beißt sich oft in die Lippe oder in die Wange
- Kopfschmerzen, als ob ein Nagel ins Hirn getrieben wird

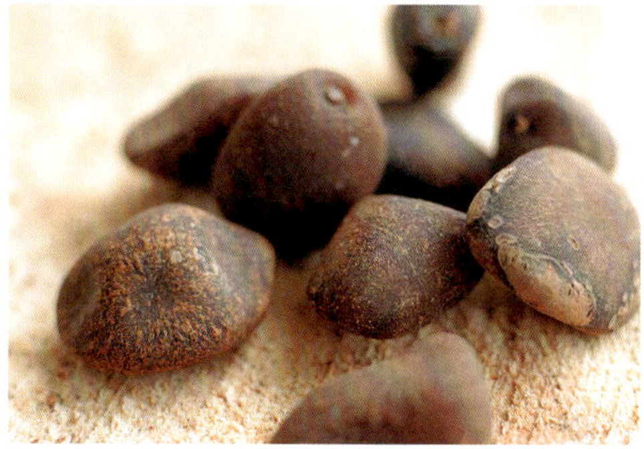

Die Ignazbohne ist der getrocknete Samen einer tropischen Pflanze.

## Wichtige Mittel bei Daumenlutschen

**Calcium phosphoricum** ▸ Seite 102: dünn, lebhaft, nervös

**Lycopodium** ▸ Seite 71: schüchtern gegenüber Fremden, tyrannisiert Kleinere, hat oft Blähungen

**Natrium muriaticum** ▸ Seite 116: zurückgezogen, will allein sein, hat Kummer, mag keinen Trost

**Silicea** ▸ Seite 114: ängstlich, nachgiebig, nervös

## Wichtige Mittel bei Tics

**Argentum nitricum** ▸ Seite 121: Schulstress; Kind blinzelt

**Ignatia:** durch Kummer und Eifersucht

**Stramonium** ▸ Seite 120: mit Stottern; Kind ist aggressiv und ängstlich

**Zincum metallicum** ▸ Seite 107: unruhige Beine und Zuckungen

## Stramonium: der furchtsame Wüterich

Wenn ein Kind zur Gewalttätigkeit neigt, es aber nicht nur heftige Wutausbrüche mit Zerstörungssucht zeigt, sondern auch panische Ängste hat, besonders vor dem Alleinsein und der Dunkelheit, dann denken Sie bitte an den Stechapfel – Stramonium.
**Bewährt bei:** Aggressionen, Hyperaktivität, Verhaltensstörungen

### Die wichtigsten Symptome und Anwendungsgebiete

- Kind zerbricht und zerreißt Gegenstände in blinder Wut, schlägt um sich, beißt, tritt und spuckt
- Kind hat Angst vor dem Alleinsein, klammert sich an die Eltern, schreckt nachts von Albträumen auf, will lieber bei Licht schlafen

**TIPP**

**NOTFALLTROPFEN**

Bei kleineren und größeren Notfällen im Kindesalter haben sich die Notfall- oder Rescue-Tropfen der Bachblüten innerlich wie äußerlich bewährt. Bei Schreck, leichtem Schock, Sturz oder leichter Verbrennung geben Sie 2 bis 3 Tropfen in etwas Wasser.

- Auch Stottern, übertriebenes Singen und Lachen
- Kind betet wie besessen, lästert aber; zeigt obszönes Verhalten (etwa indem es sich entblößt) und religiösen Wahn
- Kind knirscht mit den Zähnen, rollt mit dem Kopf, zuckt und hat Krämpfe, macht ungewollte Bewegungen (Tics)
- Verschlechterung bei Alleinsein, im Dunkeln (auch Tunnel), nachts, durch Wasser, Glänzendes, während der Zahnung, nach einer Impfung

## Wichtige Mittel bei Ängsten

**Aconitum** ▸ Seite 53: Kind hat plötzliche Panikattacke, glaubt gleich zu sterben; bei akuter Krankheit, Schreck, nach einem Traum
**Argentum nitricum** ▸ Seite 121: Kind hat Angst vorm Fliegen, Höhen, Menschenansammlungen, Enge, Krankenhaus, Zahnarzt
**Borax** ▸ Seite 106: Kind hat Angst vor Abwärtsbewegung (Flug, Schaukel)
**Lycopodium** ▸ Seite 71: Kind hat Angst vor Fremden, vor allem Neuen, vor Misserfolg; tyrannisiert Schwächere
**Phosphorus** ▸ Seite 81: Angst vor Gewitter, Dunkelheit, Geistern, Übersinnlichem, Alleinsein; ist fantasievoll, schreckhaft
**Pulsatilla** ▸ Seite 88: Kind hat Angst vor dem Alleinsein
**Stramonium:** Kind hat Angst vor Dunkelheit, Gespenstern, großen Tieren, nachts vor dem Alleinsein; ist aggressiv

## Argentum nitricum: für zappelige Angsthasen

Extrovertierte, impulsive, zappelige Kinder mit nervösen Angstzuständen brauchen homöopathisches Silbernitrat – Argentum nitricum. Es ist auch ein Topmittel bei Prüfungsangst.

**Bewährt bei:** Durchfall vor wichtigen Ereignissen, Schulangst und Prüfungsangst, ADHS, Schlafstörungen, Blähungen sowie Heiserkeit

### Die wichtigsten Symptome und Anwendungsgebiete

- Kind ist impulsiv und hektisch in Handeln und Denken, hat eine lebhafte Fantasie, zeigt zwanghafte Verhaltensweisen und Tics
- Kind hat viele Ängste und Phobien: Flug-, Höhen- und Tiefenangst, Angst vor Menschenmassen, vor Krankheit, Krankenhaus oder bevorstehenden Ereignissen, Angst, zu spät zu kommen
- Es hat Durchfall aus Angst und vor Prüfungen
- Kind verlangt gierig nach Süßem, das es aber nicht verträgt
- Es hat krampfartige Bauchschmerzen mit starken Blähungen
- Kind muss ständig aufstoßen, mit Erbrechen und Übelkeit
- Es hat stechende Schmerzen (Darm, Magen, Hals)
- Beschwerden werden durch Ängste, nach Zucker, Käse und Salzigem und vor Prüfungen schlimmer

### Wichtige Mittel bei Schlafstörungen

**Aconitum** ▸ **Seite 53**: Kind schreckt plötzlich aus dem Schlaf

**Argentum nitricum:** Schlafstörung durch bevorstehende Ereignisse (wie Prüfung oder Zahnarztbesuch)

**Arsenicum album** ▸ **Seite 78**: Angst und Unruhe treiben das Kind nachts um; verfroren, verlangt nach Wärme und Zuneigung

**Chamomilla** ▸ **Seite 67**: Schlafstörung durch Ärger oder Schmerzen; Kind ist unleidig, will getragen werden

**Ignatia** ▸ **Seite 119**: Schlafstörung aufgrund von Kummer, Kind ist tagsüber todmüde

**Nux vomica** ▸ **Seite 74**: Kind schläft abends spät ein, wacht morgens übel gelaunt auf

**Stramonium** ▸ **Seite 120**: aggressives Kind mit panischer Angst im Dunkeln und vor dem Alleinsein

TIPP

**ALBTRÄUME**

Auch schreckliche Träume von Schlangen können ein Hinweis darauf sein, dass Ihr Kind Argentum nitricum braucht.

## Bücher, die weiterhelfen

*Bailey, Philip M.*
**Psychologische Homöopathie**
Trias Verlag, Stuttgart
Eine ausführliche Beschreibung wichtiger homöopathischer Konstitutionstypen

*Hirte, Martin*
**Impfen – Pro & Contra**
Knaur Verlag, München
Nutzen und Risiken von Impfungen

*Neufeld, Gordon*
**Unsere Kinder brauchen uns**
Genius Verlag, Bremen
Ein Ratgeber, um die Eltern-Kind-Bindung zu vertiefen und das intuitive Erziehungswissen der Eltern zu stärken

*Scheffer, Mechthild*
**Die Original Bach-Blütentherapie zur Selbsthilfe**
Irisiana Verlag, München
Kompetenter Überblick über das wesentliche Gedankengut der original Bach-Blütentherapie

*Vithoulkas, Georgos*
**Essenzen homöopathischer Arzneimittel**
Faust Verlag, Höhr-Grenzhausen
Der Träger des alternativen Nobelpreises beschreibt in diesem Buch die Charaktere hinter den Arzneien

### AUS DEM GRÄFE UND UNZER VERLAG

*Heepen, Günther H.*
**GU-Kompass Schüßler-Salze**
Die Eigenschaften der Schüßler-Salze und ihre Anwendung, in Tabellenform

*Kirschner-Brouns, Suzann; Wiesenauer, Markus*
**Homöopathie – das große Handbuch**
Selbstbehandlung bei leichteren Beschwerden und therapiegestützte Behandlung

*Kunze, Petra; Weigert, Vivian*
**Wickel, Tees & Mutterliebe**
Die besten Hausmittel, um kranken Kindern schnell und wirkungsvoll zu helfen. Mit genauen Beschreibungen der Anwendungen.

*Reichelt, Katrin; Sommer, Sven*
**Die magische 11 der Homöopathie**
Ratgeber zur homöopathischen Selbstbehandlung aufgrund der bewährten Indikationen

*Sommer, Sven*
**Der große GU Kompass Homöopathie für Kinder**
Homöopathischer Ratgeber für körperliche und seelische Beschwerden von Kindern, in Tabellenform

*Sommer, Sven*
**Homöopathie – Das Basisbuch**
Das ideale Grundlagenwerk zur sicheren Selbstbehandlung typischer Alltagsbeschwerden. Für Einsteiger genauso wie zur Überprüfung der Mittelbestimmung.

*Sommer, Sven*
**Der große GU Kompass Homöopathie – Alltagsbeschwerden selbst behandeln**
Homöopathischer Ratgeber für körperliche und seelische Beschwerden, in Tabellenform

*Stumpf, Werner*
**Homöopathie für Kinder**
Was Eltern für die homöopathische Behandlung ihrer Kinder wissen sollten

*Wiesenauer, Markus*
**Quickfinder Homöopathie für Kinder**
Übersichtliche Flussdiagramme zur Diagnose und homöopathischen Behandlung von Kinderkrankheiten

# Adressen, die weiterhelfen

## Deutschland

**Bund Klassischer Homöopathen Deutschlands e. V. (BKHD)**
Schäftlarnstr. 162,
81371 München,
www.bkhd.de
Zentrales Therapeutenregister qualifizierter HomöopathInnen

**Deutsche Gesellschaft für Klassische Homöopathie e. V. (DGKH)**
Saubsdorferstr. 9,
86807 Buchloe,
www.dgkh-homoeopathie.de
Neue Erkenntnisse zur Homöopathie und Hinweise auf spannende Fachvorträge

**Deutsche Homöopathie-Union (DHU)**
Ottostr. 24,
76227 Karlsruhe
www.dhu.de
Informationen rund um homöopathische Einzel- und Komplexmittel sowie Schüßler-Salze, aktuelle Veröffentlichungen und Buchtipps

**Deutsches Netzwerk für Homöopathie**
Kanalstr. 38,
22085 Hamburg
www.homoeopathie-heute.de
Fragenbaum zum passenden homöopathischen Mittel, Adressen von Fachärzten und -apotheken in Ihrer Nähe, Infoveranstaltungen

**Kinderkrankenhaus auf der Bult**
Janusz-Korczak-Allee 12,
30173 Hannover,
www.kinderkrankenhaus-auf-der-bult.de
Hochspezialisiert auf kindlichen und jugendlichen Diabetes, Suchterkrankungen bei Kindern und neuro-pädiatrische Entwicklungsstörungen sowie interdisziplinäre Homöopathie

**Natur und Medizin e. V.**
Am Deimelsberg 36,
45276 Essen,
www.naturundmedizin.de
(Internetseite der Karl und Veronica Carstens Stiftung)
Die größte Bürgerinitiative für Naturheilkunde, Homöopathie und andere komplementäre Heilverfahren in Europa mit aktuellen Veröffentlichungen zu jeweiligen Gesundheitsthemen

## Österreich

**Österreichische Gesellschaft für homöopathische Medizin (öghm)**
Mariahilferstr. 110,
1070 Wien
www.homoeopathie.at
Arztsuche, homöopathische Ambulanzen, Lexikon, Expertenforum

## Schweiz

**Schweizerische Ärztegesellschaft für Homöopathie (SAHP)**
Butzibachstr. 31b,
6023 Rothenburg
www.sahp.ch
www.gesund.ch
Informiert über die umfangreichen Dienstleistungen und Aktivitäten der Alternativmedizin in der Schweiz, inkl. Adressen von Therapeuten

## Im Internet

**GLOBULIX**
www.GLOBULIX.net
Online-Magazin über Homöopathie und sanfte Medizin. Mit großem »Globuli A–Z« sowie SOS, der Homöopathie-Soforthilfe für kleine Notfälle.

# Arzneimittel-register

## A



## B



## C



## D/E



## F/G



## H



## I



## K/L



## M



## N



## O



## P



## R



## S



## T/V/Z

# Beschwerden-register

## A



## B



## C/D



## E



## F



## G



## H



## I/J

## S



## T



## U



## V



## W



## Z

# Impressum


Aktualisierte Neuauflage von Die magische 11 der Homöopathie für Kinder, GRÄFE UND UNZER VERLAG, 2011, ISBN 978-3-8338-1988-9 (Erstausgabe 2010).


Projektleitung: Christine Kluge
Lektorat: Daniela Weise
Layout: independent Medien-Design, Horst Moser, München
Herstellung: Petra Roth
Satz: griesbeckdesign, München
Reproduktion: Repro Ludwig, Zell am See
Druck und Bindung: Firmengruppe APPL, aprinta druck, Wemding

ISBN 978-3-8338-3417-2

1. Auflage 2013

Die GU-Homepage finden Sie unter www.gu.de

GRÄFE UND UNZER

*Ein Unternehmen der*
GANSKE VERLAGSGRUPPE

## Bildnachweis

Alimdi: S. 105, 113; Argus: S. 40; Bildarchiv Nutzpflanzen: S. 58, 74; Dr. Beushausen: S. 27; Blickwinkel: S. 53, 63; Corbis: S. 10, 22; Dorling Kindersley: S. 92, 112; Flora Press: S. 88; Getty Images: S. 26, 52, 94, 108, 109, 115; Glow Images: S. 45, 110; Imago: S. 119; iStockphoto: S. 87; Kramp + Gölling: S. 2, 30, 34, 43, 46, 49, 50, 51, 60, 67, 70, 79, 93, 99, 100; Laif: S. 77; Mauritius: S. 5, 29, 71, 80, 84; Plainpicture: S. 8, 16, 36, 101; Privat: S. 4 links, 4 rechts (S. Eichel); Sandra Seckinger: S. 59, 66; Shutterstock: S. 6; Ullstein: S. 73
Fotoproduktion: Kramp + Gölling

Syndication: www.jalag-syndication.de

## Wichtiger Hinweis

Die Gedanken, Methoden und Anregungen in diesem Buch stellen die Meinung bzw. Erfahrung des Verfassers dar. Sie wurden vom Autor nach bestem Wissen erstellt und mit größtmöglicher Sorgfalt geprüft. Sie bieten jedoch keinen Ersatz für persönlichen kompetenten medizinischen Rat. Jede Leserin, jeder Leser ist für das eigene Tun und Lassen auch weiterhin selbst verantwortlich. Weder Autor noch Verlag können für eventuelle Nachteile oder Schäden, die aus den im Buch gegebenen praktischen Hinweisen resultieren, eine Haftung übernehmen.

QUALITÄTS G|U GARANTIE

## Liebe Leserin, lieber Leser,

haben wir Ihre Erwartungen erfüllt? Sind Sie mit diesem Buch zufrieden? Haben Sie weitere Fragen zu diesem Thema? Wir freuen uns auf Ihre Rückmeldung, auf Lob, Kritik und Anregungen, damit wir für Sie immer besser werden können.

**GRÄFE UND UNZER Verlag**
Leserservice
Postfach 86 03 13
81630 München
E-Mail:
leserservice@graefe-und-unzer.de

Telefon: 0800 / 723 73 33*
Telefax: 0800 / 501 20 54*
Mo–Do: 8.00–18.00 Uhr
Fr: 8.00–16.00 Uhr
*(* gebührenfrei in Deutschland)*

Ihr GRÄFE UND UNZER Verlag
*Der erste Ratgeberverlag – seit 1722.*

## Umwelthinweis

Dieses Buch wurde auf PEFC-zertifiziertem Papier aus nachhaltiger Waldwirtschaft gedruckt.

www.facebook.com/gu.verlag